覚えて祈る

長島と私の六〇年

長尾文雄

編集工房ノア

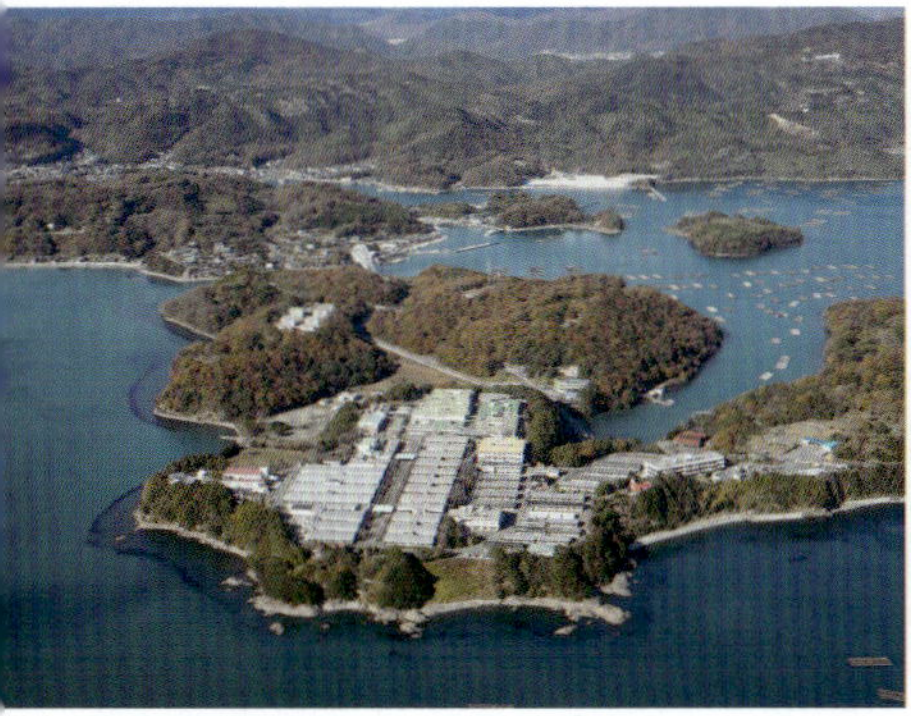

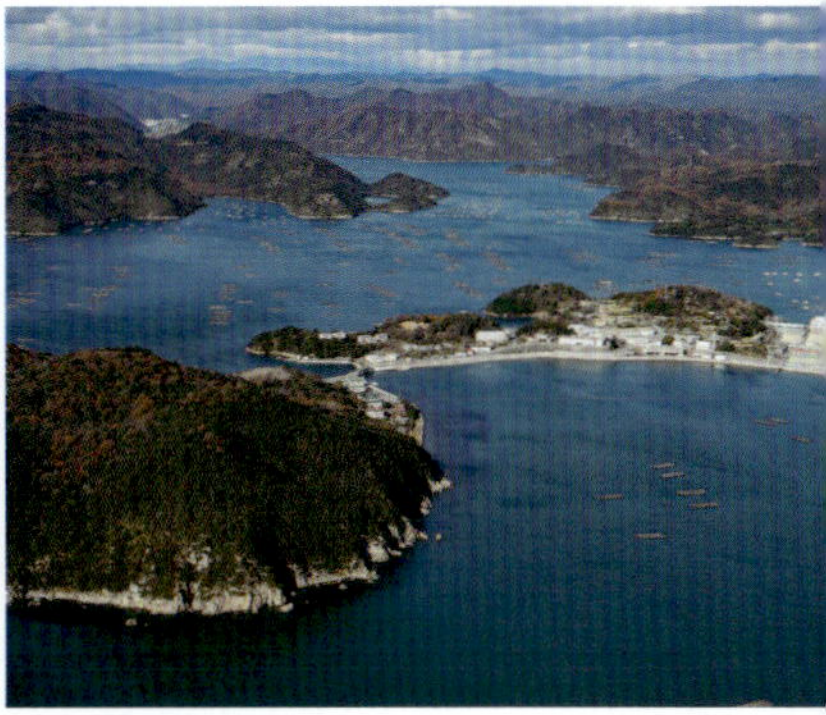

① 邑久光明園　←西　瀬戸内の島・長島　東→　長島愛生園

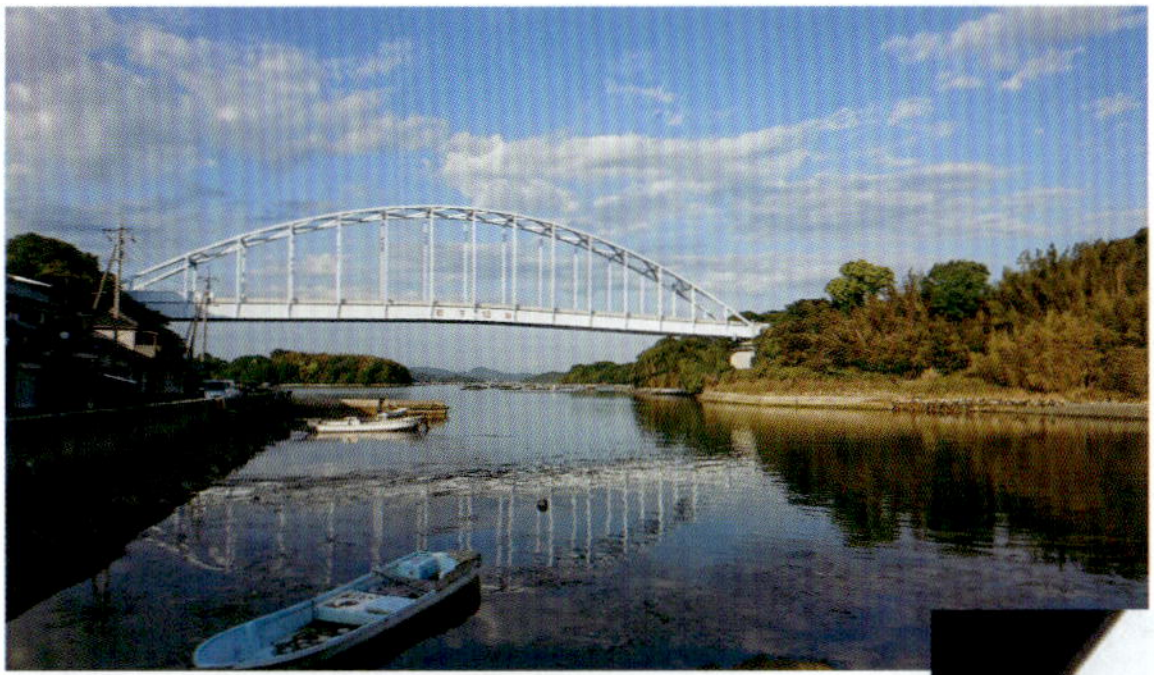

③ 本土と島をつなぐ白い邑久
島大橋（人間回復の橋
1998年 開 通　全 長185
（左・瀬溝　右・光明園）

↓（下）大橋開通前の瀬溝の渡
手前・光明園の桟橋と対岸を
てる　瀬溝は30 m の海峡

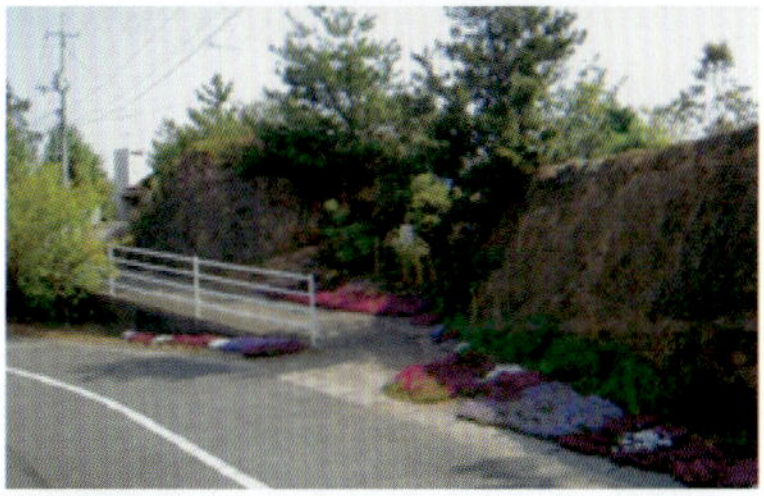

教会への坂道 ⑦

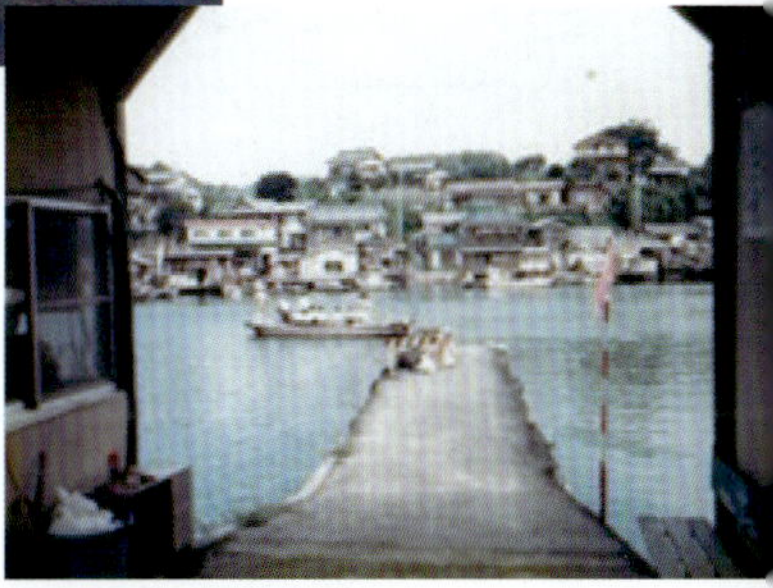

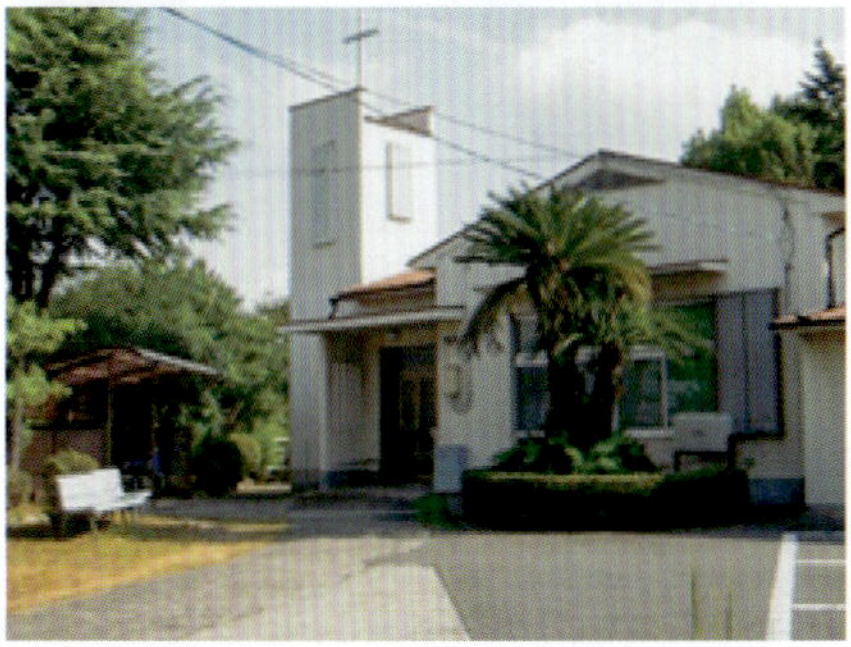

⑤ 光明園家族教会全景

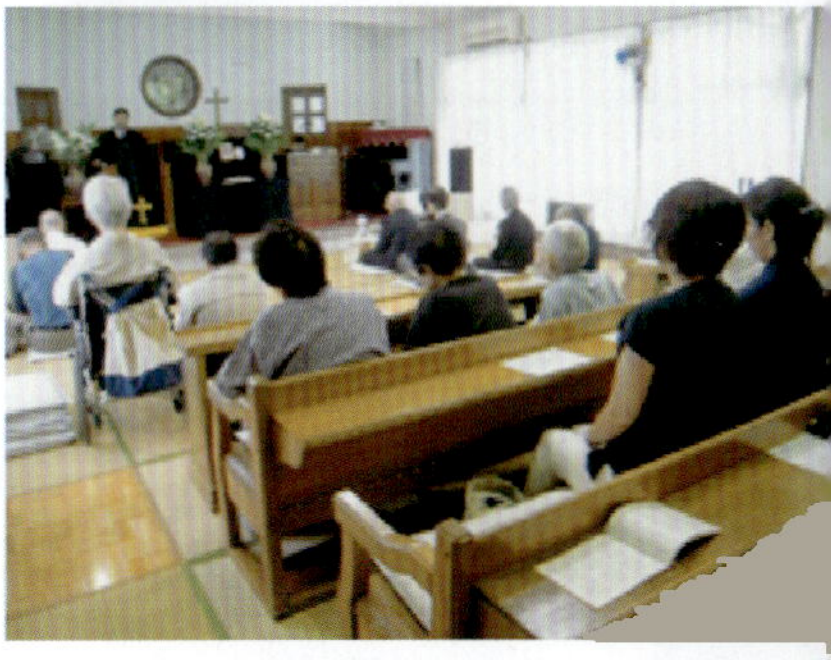

礼拝風景

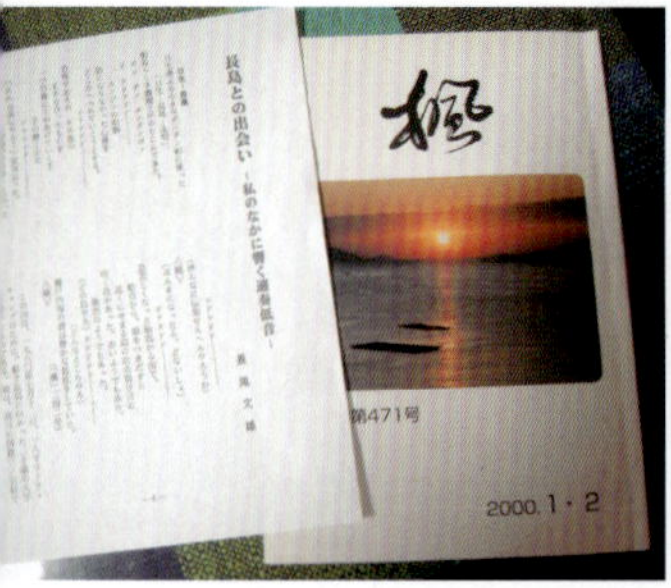

第一回原稿掲載の「楓」誌

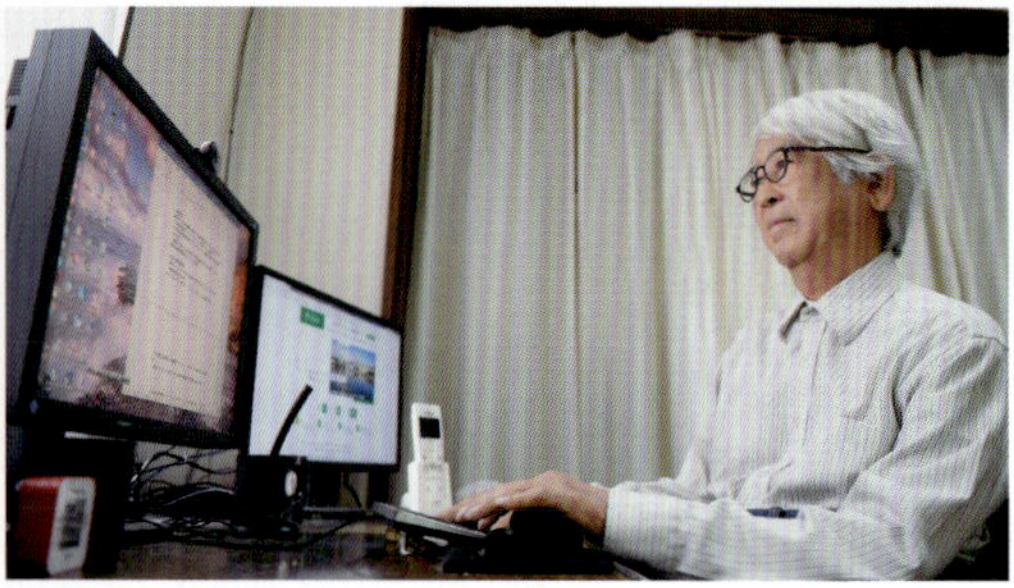

パソコンで執筆する筆者（書斎にて）　⑨

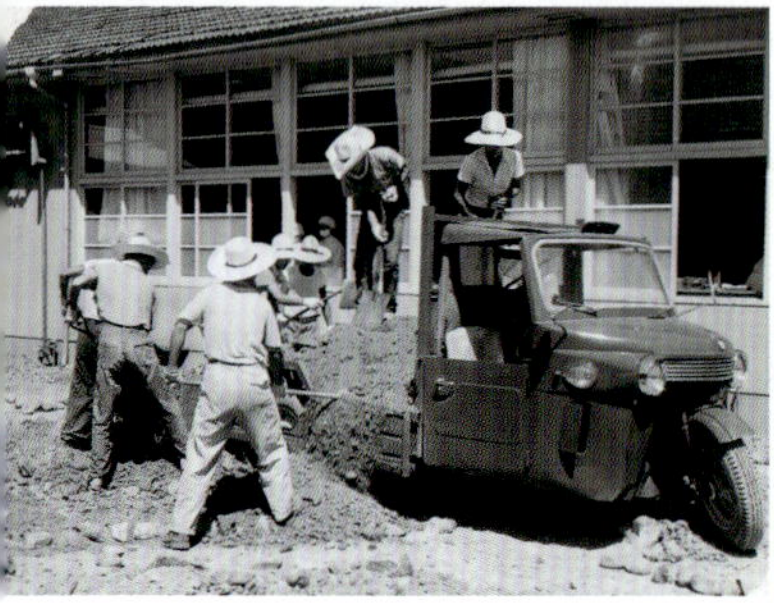

初期のワーク　道路の砂利敷き

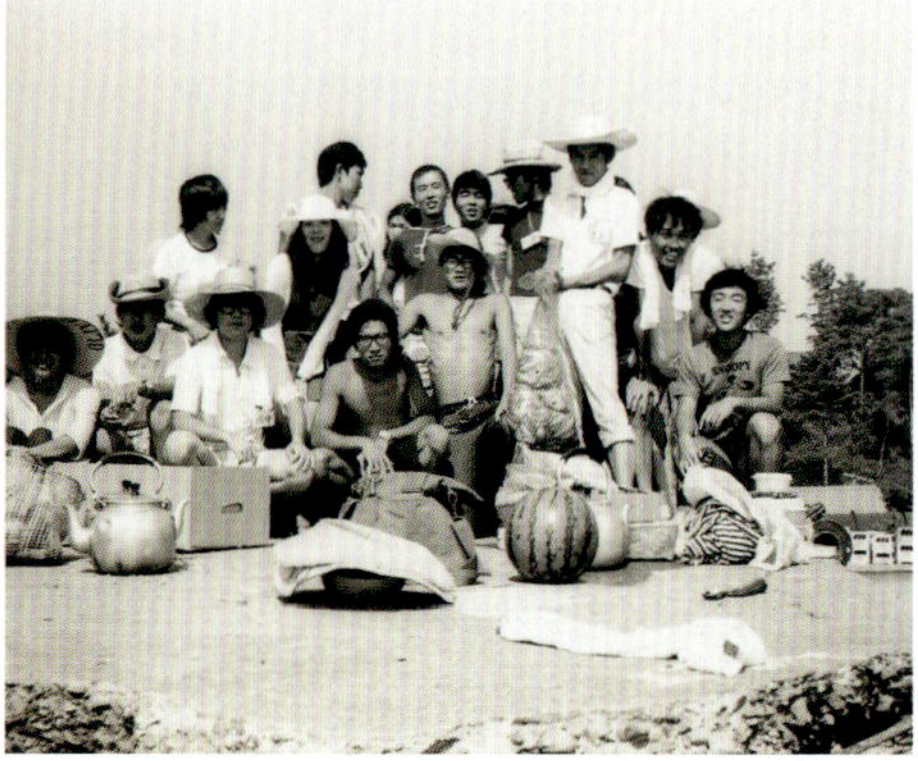

ワーク休憩時間の西瓜　⑪

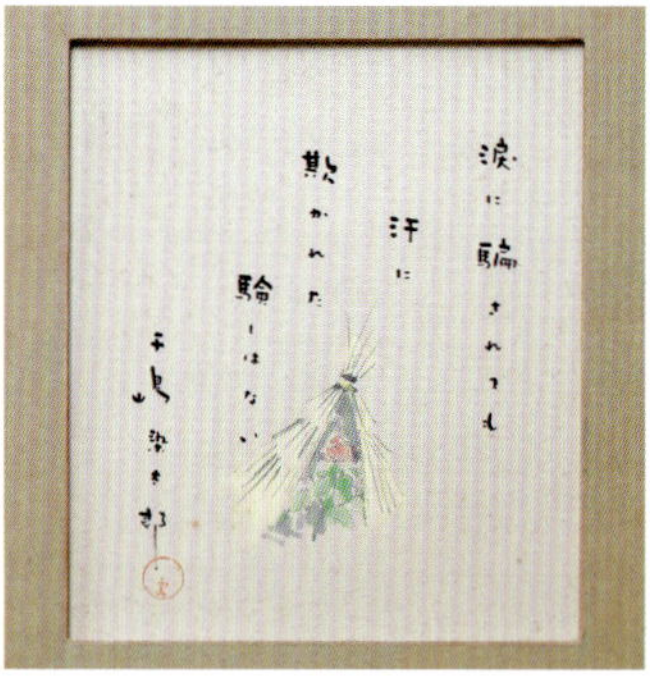

⑬ 千島染太郎さん色紙。「涙に騙されても汗に欺かれた験しはない」

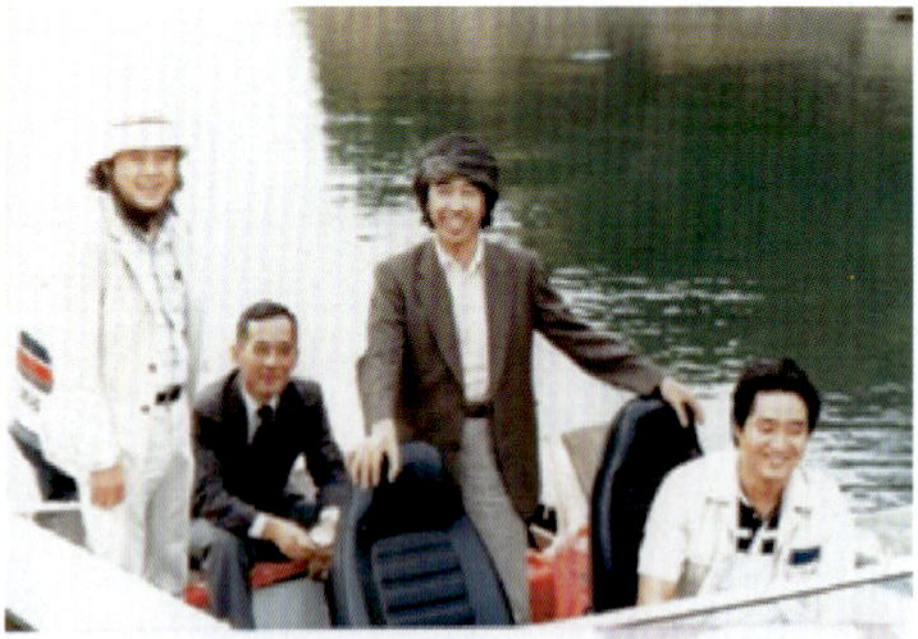

好善社の仲間と　⑫
左から後藤真さん、藤原偉作元理事長
三吉信彦代表理事（1987年）

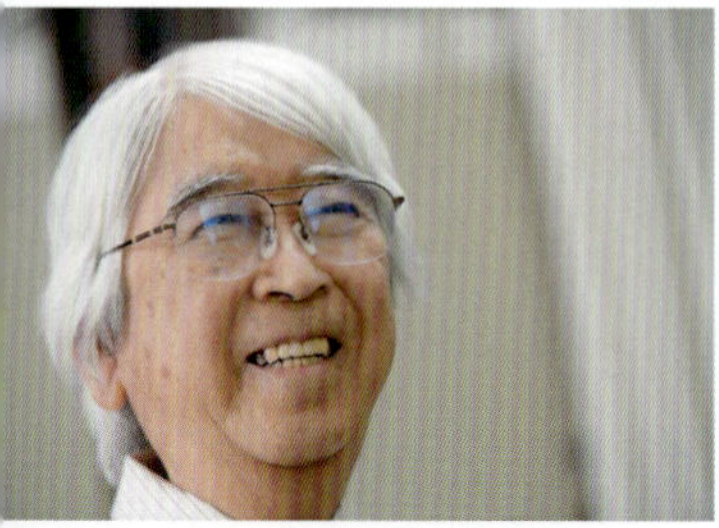

⑭ 著者近影

（写真撮影）島隆諦①②2018・12・12／長尾文雄③2019・5・17／川崎正明④1987、⑤⑥⑦2017、⑧2019、⑫1987／清水茂⑨⑬⑭2019・6／関西学院大学宗教総部所提供⑩⑪

「覚えて祈る——長島と私の六〇年」目次

かつて、関西学院大学宗教総部の学生を受け入れ、貴重な学びを与えてくださった
邑久《おく》光明園の入所者の皆さんに捧げます。

生きぬいた物語

装幀　森本良成

はじめに

私が二〇歳の夏、一九六〇（昭和三五）年、国立療養所邑久《おく》光明園の「光明園家族教会」の招きで開催されたワークキャンプに、関西学院大学宗教総部の一員として参加した体験と、その後の私の人生に大きな影響を与えることになった「私自身の語り」が、この本の主題です。

邑久光明園慰安会発行の『楓』誌、二〇〇〇年一・二月号〈通巻四七一号〉に「長島との出会い」というエッセイを書く機会を与えられました。最初は、せいぜい十数回の連載と思っていたのですが、私に書きたいことがあったり、編集部から催促を受けたりしながら、二〇一七年七・八月号で連載一〇〇回を数えました。この間、一七年の歳月が流れ、五九歳で書き始めた私は七七歳となり、さらにこの本が出版される時には、七八歳となっています。そして、二〇二〇年には、「長島ワークキャンプ」の第一回目の年から数えて、六〇周年の節目を迎えます。

この本の編集に当たって、一〇〇回の全文を掲載することも考えたのですが、重複する部分、私の長島（特に邑久光明園）との関わりに焦点を絞って、約三〇篇を割愛しています。

このような時期に、ハンセン病を病み、強制隔離の療養所で、人生の大半を過ごすことを余儀なくされた人々との出会いによって、私に与えられた贈り物を読者の皆様に味わっていただければうれしい限りです。

二〇一九年五月二五日

長尾文雄

（注）文中には、「癩（らい）」「らい病」などの表記がありますが、この名称が差別や偏見を生むものとして、一八七三年にこの病気の病原菌を発見したノルウェーの医師、アルマウエル・ハンセンの名を取って「ハンセン病」と呼ばれるようになっています。わが国では、一九九六年の「らい予防法」廃止に伴って、「ハンセン病」が正式な呼称とされました。病名の「らい」は、医学・法律用語や歴史的文脈を反映して使用された呼称で、一般的な正しい表記は「ハンセン病」を使用しています。

＊

この本を読んでいただくに当たって、いくつかのキーワードの解説をさせていただきます。

「ハンセン病」

ハンセン病は、結核菌と同じ抗酸菌の一種で、「らい菌」によって生じる慢性の感染症です。症状としては、末梢神経症状と皮膚症状が主で眼にも病変が出やすく、二次的に筋委縮や運動障害なども生じます。そのため顔面や手足など体の目に見える部分に麻痺、変形の症状が表れます。

感染経路は、鼻や口・ノドの粘膜からの飛沫感染と皮膚からの接触感染と考えられていますが、その感染力は強いとは言えず、仮に感染しても普通の成人の免疫力があれば容易に発病しません。同一家族の中で複数の患者が出ることから遺伝と誤解されたこともありましたが、遺伝によるものではありません。

病気が進行すると顔や手足に変形が残ることがあります。そのため生じた外観の変化が大きな理由となって、恐ろしい病気として忌み嫌われ差別され、患者は過酷な人生を強いられてきました。

一九四三（昭和一八）年にアメリカで特効薬プロミンが開発され、その後さまざまな治療法が現れて治る病気となり、現在では多剤併用療法（複数の治療薬を併用する治療法）という治療法が確立されています。早期診断と早期治療が重要で、最近診断される新しい患者さんのほとんどは、障害を残さずに治癒しています。また、確実な治療法のなかった時代においても、ハンセン病が原因で死亡することはほとんどなかったのです。

以前は「癩（らい）」「らい病」などと呼ばれていましたが、この名称が差別や偏見を生むものとして、一八七三年にこの病気の病原菌を発見したノルウエーの医師、アルマウェル・ハンセンの名を取って「ハンセン病」と呼ばれるようになっています。わが国では、一九九六年の「らい予防法」廃止に伴って、「ハンセン病」が正式な呼称とされました。（参考：公益社団法人好善社ＨＰ）

「長島」

岡山県瀬戸内市邑久《おく》町虫明湾の南東の沖合にある周囲一八キロメートル、面積六・六平方キロメートル、最高標高九九メートルの島。全島が山地で、谷状の島の中央部（船越）を境に東西に分かれています。本土との間は、「瀬溝の瀬戸」と呼ばれている幅二〇〇メートル程の距離です。現在、東半分には、「長島愛生園」、西半分に「邑久光明園」という二つの国立療養所があります。本土から僅か二〇〇メートルの距離にありながら、ハンセン病への偏見・差別誤解によって隔絶されていました。

「国立療養所　長島愛生園」

一九三〇（昭和五）年に、長島東半分の土地に最初の国立らい療養所「長島愛生園」として発足。「国立らい療養所」は、一九〇七（明治四〇）年三月一八日、法律第一一号「癩予防ニ関スル件」が発布された二年後の一九〇九年四月に、日本全国を五つに区分し患者の収容施設・府県連合立療養所としての「公立療養所」が設立されました。一九四一（昭和一六）年に公立療養所が国立に移管され、最終的には全国に一三園の国立療養所が設立されました。「長島愛生園」は、その最初の国立療養所として、長島に設立されたのです。

「国立療養所　邑久光明園」

一九〇九年四月に「第三区連合府県立外島保養院」（以下、「外島保養院」）として、現在の大阪市西淀川区中島二丁目の海抜〇メートル地帯に設置。一九三四（昭和九）年九月二一日、室戸台風の直撃により施設は壊滅、入所者・職員と家族などのいのちが奪われました。生存者四一六名は全国六カ所の療養所に分散委託されました。一九三八（昭和一三）年、現在の長島西半分の土地に再建、園名を「光明園」と改称して復興、三〇九名が帰園しました。園名は一九四一（昭和一六）年の国立移管に伴い「邑久光明園」と改称されました。

「関西学院大学宗教総部」（SCA）

宗教総部は、学生YMCA、同YWCAの両者を包括する名称としてSCA（Student Christian Association）を使用。一九六〇年代は、各学部に支部を置き、聖書研究会や神学・哲学・文学研究会などの研究活動と奉仕部・図書部の活動を行っていました。宗教総部の名称は、体育会総部、文化総部などと共に学生会の一翼を、現在も担っているのです。

ハンセン病への取り組みは、一九六〇年から国立療養所邑久光明園患者自治会と光明園家族教会と関わり、約二〇年間ワークキャンプを行い、一九八一年には二〇周年記念誌『長島への道』を発行しています。（参考：『関西学院事典（増補改訂版）』）

I

「長島との出会い」 1（2000年）—50（2008年）から

長島との出会い——私のなかの通奏低音

一九六〇年七月一二日　長島へ

日生港より小さなポンポン船に乗った。

「日生……長島……虫明」

船長らしき機関士がのりこんできた。

ポン　ポン　ポンポンポンポン
ド　ドドドドド……
　エンジンの始動

姿にならなかった心像を
どこかへつれていこうとする。
ドドドドド……
恐怖やおそれ　その他の
まざり合ったものを
一つの像にこねあげていく手
手の動く音だ
ドドドドド……
(「あれは遺伝やろ?」父は云った。
「ちがうで、伝染病やそうや」と云って
家を出てきたんやな)
ドドドドド……
……
(皆んなに伝染せえへんやろうか)
(ほんまになったら、どないしょ)

ドドドドド……

息苦しくなった船底から出て、

船首から、眼をつきだすと

近くにせまる島の岩の裂け目に

咲く花があった。赤いようでもあり、

紫色のようでもあった。

(どの島やろ) ドドドドド……

(どんなところやろ)

瀬戸内海の波は静かな抵抗をしていた。

(「楓」二四二号)

この詩は、一九六〇年(昭和三五)七月一二日、一人でワーク・キャンプのために、船で長島に向かった二〇歳の大学生(彼=私)が書いたものである。彼は、前日に国鉄三ノ宮駅でキャンプに参加する友人たちを見送り、遅れての参加となった。

ハンセン病に対しての正しい理解もなく、親の世代から聞く病気に対する偏見に満ちた知識は、言い知れない不安と恐怖を植え付けていた。未知の場所に一人で出向くことの心細さも、彼のこころを硬くしていた。
このようにして始まる出会いが、彼の人生という楽曲の通奏低音となるとは、思いもよらなかったのである。

私は一九四〇（昭和一五）年生。現在五九歳です。一九六三（昭和三八）年に、関西学院大学の文学部史学科を卒業し、すぐに関西学院に大学職員として就職しました。最初の職場は学生課。その職場に一年後に入ってきた女性と、一九六七年に結婚したのです。長女の誕生が一九六九年です。この年は、関西学院大学もそうでしたが、日本全国の大学が大学紛争あるいは大学闘争といわれる、学生運動の渦中にあって大荒れしていた年です。

二〇歳代後半ころの私は、仕事も宗教センターという職場で、学生向けのプログラムを企画したり、キャンプ場の管理なども引き受け、職員組合活動にも勢力を注いでいました。家庭も長女が誕生し、幸せと感じる生活を与えられていました。

この年の九月ごろ、障害児の感覚訓練を学ぶためにドイツに留学していた友人が帰国します。私を訪ねて職場に来たとき、私の歩き方を眺めて「最近躓きやすくはないか」と質問をしたのです。「どういうことや！」と私。彼は「はっきりしたことが言えないけれど」と前置きして、できれば専門の医者に受診するようにと勧めるのです。

しばらく、私は迷い、躓きやすい正当な理由を探していました。しかし、彼の勧めに従うことにしたのです。彼の勤務先であった大阪・森ノ宮の大手前整肢学園に出向き、いろいろな検査を受けました。その結果、「進行性筋萎縮症」という診断を受けたのです。原因はもちろん治療法も分かっていない難病だという説明だったのです。

顔は平静を保っているのですが、頭の中はこれからのことがよぎり、心は不安と恐れで満ち溢れていたのです。

そんな時に、私の二〇歳の夏、一九六〇年、関西学院大学の学生一一人の一員として、邑《お》久《く》光明園に滞在し、光明園家族教会や自治会の人たちと一緒に汗を流し、懇談会や礼拝などで、彼らの人生の経験や信仰の証を聞いたことが、心の中によみがえってきたのです。

（「楓」連載1／2000年1月号）

長島愛生園

エンジンの音が止まった。そこは、長島愛生園の船着場であった。先にキャンプをはじめていた友人Tが桟橋で迎えてくれた。今まで彼の心を支配していた不安や緊張は、一時薄らぎ、差し出されたTの手をしっかりと握っていた。

桟橋から船越に出て、左の風景を見ると、長島愛生園の本館などの建物があり、湾の向こうには、大きな公会堂の建物、その右手に教会堂らしいかわいい建物、そして、海の中に鳥居と小さな島が一望できた。

「あれが有名な長島愛生園や」とTが説明した。彼は一枚の絵画のようなこの景色を、一瞥しただけでTとともに、言葉少なく、光明園への道を急いだ。

午後一時過ぎの夏の陽ざしは、瀬戸内の海風が吹いているとはいえ、二人を汗びっしょりにさせるには十分であった。

愛生園と光明園の峠のところに来ると、また彼のこころには、いまからゆく療養所ってどんなところだろう、患者さんはどんな人たちなのだろう、遅れてきた自分はどんな挨拶をすればよいのだろうか、などという気がかりの雲がおおいはじめた。前日からのキャンプの様子を話してくれるTの言葉は少しも耳に入ってこなかった。

彼にとっては、長い長い道のりであった。

邑久光明園の桟橋を右に見て、治療棟に入り、Tに案内されたのは、職員用の浴室であった。ここで、作業服に着替えるようにとのこと。毎朝、宿舎からここへ来て、着替えてから患者地帯に入るのだとの説明であった。

「エッ？　うつらへんのとちがうんか！」と彼は思ったが、言葉にはならなかった。

彼に連れられて、みんながお昼の休憩を取っている自治会の建物に到着した。そこには、顔見知りの友人たちが、患者さんたちと楽しそうに話し合っていた。

Tの紹介の後、彼はキャンパーの友人たちと播磨醇先生に挨拶をし、その後、患者さんたちに、遅れた理由などをモソモソとしゃべって、やっと休憩の輪の中に加えられたのである。みんなの歓迎を受けた彼は、やっと周りにいる人々の顔を恐る恐る見回すこととなった。そこには、三〇歳代から四〇歳代の男女が、学生に混じって、元気な声で歓談していた。ハンセン病の患者で病人だという彼の先入観は一瞬にして打ち砕かれた。

前年の一九五九年には、患者さんである教会員が力を合わせて、教会堂の建築予定地の整地をしたという話を聞いていたにもかかわらず、「弱々しくて不自由で、若い学生の力を借りなければならない人たち」であると、勝手なイメージを創りあげていたのである。

このようにスタートしたワーク・キャンプの生活が、彼の心を揺り動かしていくことになるのである。

＊

私は一九六九年一一月に「進行性筋萎縮症」の診断を受けてから、月に一度、大阪城の北西に隣接する大手前病院に通院することとなりました。朝九時過ぎに受付をし、半日ほど待って、五分あまりの内科医の診察を受け、さらに一時間ほど待たされて薬を受け取るのです。病院を出るのは、午後一時から二時ごろ。半年ほどの時間を経て、私は通院のたびにだんだんと「病人」になっていく自分を感じはじめていたのです。

進行性の病気によって、自分の人生は何もかもお仕舞いになる、一生病気と付き合っていくしかない、情けないなどという気持ちが膨らんでいきます。周りには誰もわかってくれる人などいないと、孤独の淵にたたずんでいたのです。

こんなときに、私は、光明園で出会った人々のことをふっと思い起こしたのです。彼らはハンセン病によって隔離生活を強いられ、病気への偏見や差別を背負っての闘病生活のなかで、信仰に出会い、生きる喜びを見出し、今生きている。手足に不自由はあっても、学生には負けない力があったではないか。若い日に心に刻まれた彼らの生きる姿が見えてきたのです。

それに照らしてみると、いまの自分は、歩くのは少し不自由だけれど、日常生活には支障がない。客観的に見ても、出来ることはたくさん残されているのです。病気に捕らわれ、心弱くなり、不安に怯え、自分以外の存在に気づいていなかったのです。

不安な気持ちに包まれて経験した、ワーク・キャンプの中で、私のこころに刻まれた入所者の一人ひとりの生き方やその姿が、私を「病人」の虜から解き放ってくれたのです。

（2／2000年3・4月号）

冷ややかな視線に出会う

午後からの作業を始めるや否や、療養所の人たちは患者さんで、病人なんだという勝手に創りあげていたイメージは見事には打ち砕かれるのであった。

手足が若干不自由なので、鍬やツルハシ、スコップの使い方を各自が工夫している。不自由な手に用具を結わえている人もいる。よく見ると、なんと学生よりスコップやツルハシの扱いは手馴れたものではないか。

彼の実家は農業を営み、学業の合間には農作業の手伝いもしていたので、スコップの扱いには少々自信があった。しかし、彼らのからだのこなしをみると、日頃から鍛えられていることが良くわかった。さらに仕事の段取りとなると、素人の学生の出番ではなかった。学生たちに求められていたことは、がむしゃらに力を出して仕事をこなすことであったのだ。ワークの準備や細かい指示は、患者自治会の作業担当の人が事前に準備をし、段取りを組み、現場監督も一手に引き受けていた。

学生は、トラックの荷台に乗り込み、愛生園と光明園の間にある海岸に行き、砂利を積み込む。スコップですくって、トラックの荷台に放り投げる。荷台に一杯になると、引き返して、砂利を敷くために宿舎の間の通路に横付けにする。今度は、荷台から砂利を下ろす。下では、患者さんも混じって、女子学生とともにぬかるみやすい通路のくぼ地に砂利を撒いていく。汗をびっしょりかきながら、四時頃までワークを行った。

彼は砂利を撒く自分の背中に鋭い視線を感じた。宿舎のカーテンの陰から、そっと学生たちの作業をのぞき見る目に気づいた。振り返ると、冷ややかな視線に出会った。自分たちを受け入れていない視線だ。彼は会釈をしようとしたが、すでにそれは消えていた。一瞬の経験であった。

午後四時三〇分からの患者さんたちの食事時間に合わせて、四時にワーク終了。用具を片付け、学生たちは管理棟に行き、作業着を脱ぎ、入浴をする。入浴の前に、手を洗い、爪の中をブラシで洗い、クレゾール液で消毒をするのだと、先に来ていた仲間から指導を受けた。ここでもハンセン病は、うつらないと説明されているのに、「やっぱり、ハンセン病は恐い病気なのか」と、彼のこころの中に疑惑が頭をもたげるのである。

一九六九年から七〇年の五月頃まで、関西学院大学は紛争の嵐の中で、その機能は麻痺状態になっていました。大学の管理体制を批判し、「造反有理」を叫ぶ学生たちは、美しいキャンパスにバリケードを築き、落書きをし、樹木を切り倒し、暴力と破壊行動をエスカレートさせていきます。

この大学紛争のさなか、六九年五月三一日土曜日、光明園家族教会礼拝堂献堂一〇周年を記念する行事として八八名の皆さんが全学封鎖の関西学院を訪問されたのです。

ある人にとっては三〇年ぶりの社会への旅。途中の六甲山の観光は楽しいものであったでしょう。しかし、関西学院の構内に入り、中央芝生の正面にある時計台のクリーム色の壁には落書きが、塔の上にはアカハタが、神学部の校舎はバリケードが築かれているのを目の当たりにして、荒れた学園の事実にこころの痛みを感じられたことでしょう。

彼らにとって、初めての関西学院大学の訪問がバリケードによる歓迎であったことに複雑な思いが残ります。
当時、私の職場は、宗教センターといって学園内のキリスト教活動のための建物でした。この建物の一室に宗教総部の部室があるのです。

私も大学職員として職員組合の執行部を引き受け、全共闘（大学紛争を主導していた学生団体）の主張に若干の共感を持ちつつ、組合独自に全学封鎖で分散した学外事務所で不安定になっている職員の労働条件の改善要求に精力を注いでいました。宗教総部の学生たちも、否応無く紛争に巻き込まれ、長島の活動や千刈キャンプのリーダー活動も休止状態になっていきます。

大学に内在していたさまざまな問題が顕わになり、激しい荒廃となっていたのです。この混乱の中で、多くの学生や教員が傷つき、病に倒れ、一生消すことのできないこころの傷を負うことになるのです。

家族教会の皆さんを迎えたとき、私のからだで難病が進行し始めているとは知らなかったのです。数カ月後に、病気の事実を知り、あらゆる活動から距離をおいて、引きこもっていくのです。私が、病人という殻に閉じこもっていく時期に、大学紛争が重なっていたのです。

（3／2000年5・6月号）

スイカと談笑の輪

午後三時頃、作業の合間の休憩時間。木陰に入って、汗をぬぐい、ともに作業をしていた患者さんたちとの談笑のときである。

教会の女性たちが、冷たい飲み物や、お菓子を用意して汗臭い学生たちを迎えてくれた。数人の学生が呼ばれて、園の中央炊事場に行くように指示された。

そこへ行くと調理場の職員が笑顔で迎えてくれた。そして、大きな冷蔵庫を開け、冷えたスイカを十数個出してくれるのであった。取りに行った学生には、冷蔵庫から噴出してくる冷風が役得のひとつであった。しかし、みんなの待つ休憩場所に冷たくて重いスイカを運ぶのであるが、その間にまた汗がにじむのである。

スイカが届くと、談笑の輪は歓声に包まれ、早速、大きな包丁で、ふたつに切り分けられた。学生がそれをさらに小さく切ろうとすると、ストップがかかり、大きなスプーンが学生たちに配られた。半分に切られたスイカを、スプーンですくって食べるという趣向。男子学生にはぜひそうするように命じられ、大きな鍋を抱え込むようにして、芯まで冷えたスイカを食べるのである。彼もまわりの人たちにはやされながら、歯にしみるように冷たいスイカをほおばり、からだの隅々まで清涼感を味わったのである。

このスイカは園の自治会が作っているもので、ワークキャンプのために中央炊事場の冷蔵庫で保管されていたのである。自治会や教会の心づくしのもてなしであった。

ワークに必死になって緊張していた無意識の疲れが、スイカの清涼感で一気に解放されたのは、彼ひとりではなかった。

汗が引いて、心も解放されると、周りにいる人の姿がまた意識される。ともに用具を持ち働いていた患者さんを見ると、シャツの一部分だけが、汗でぐっしょりとなっているのに気づいた。思い切ってたずねてみた。自分たちの病気は、末梢神経が冒され皮膚の表面が損傷し、汗腺がつぶれてしまっているところがあるので、汗が出ない部分があるのだ。汗腺のあるところに集中して汗が出るので、その量は多くなる。体温の発散が不十分なので、夏はからだが火照って大変なのだと説明された。

　私は、一九六九年一一月に病気が分かって以来、確たる治療法もないまま、内科医の診察と薬をもらうために、半年ほど通院をしていたのですが、療養所で出会った人々のことを思い起こすことで、病人になっている自分から、抜け出してみようと決断をしたのです。

　私の病気のことは、その頃光明園家族教会の方々に伝わっていました。

　診断された病気のことで、私は心弱く、病気による不自由さを背負いながら、不安に震えているときに、家族教会から「あなたのことを覚えて祈っています」と伝えられたのです。

　この言葉が、進行していくと言われる病気の重さに打ちひしがれ、孤立していく私に勇気を与え、自分にできることを示してくれたのです。

　私は、高校三年の春に、洗礼を受けてキリスト者となっていました。「祈り」について教えられ、さまざまな場面で祈ることもしてきました。しかし、「祈りの力」を分かっていなかったのです。

　「覚えて祈る」という言葉は教会ではあたりまえのように使われています。しかし、打ちひしがれているときに受け取った「あなたのことを覚えて祈っています」という言葉は、私を生き返らせる呼びかけだったのです。

そして、私は薬と病気という捕らわれから抜け出すために、淡路島の都志で断食療法を取入れている診療所があると聞き、一九七〇年の夏に入院。六日間の絶食期間を過ごし、その後少しずつ食事とともにからだをゆっくりと元に戻していきながら、自分のこれからの生き方について考える機会を持つことが出来ました。

この経験がいまの私の働きを支えています。例えば、私は電話相談ボランティアの養成や介護福祉士の学校、看護学校の授業などにも、長年携っています。そのプログラムの中で、援助を必要としている人に関わるときに、直接の援助活動だけではなく、その人の存在をこころにとめて、「覚える」ことの大切さを受講生の方々に伝えるようにしているのです。

（4／2000年7・8月号）

野球試合と学習会

初回のワークキャンプは、播磨醇先生の準備のままに、教会の方々との交流が中心であった。自治会の役員の方々とは、ワークの手配や指導でお世話になったし、懇談会も開かれた。

しかし、一般の入所者とは、その年は交流する機会は無かった。学生にも余裕が無かったこともあるし、播磨先生の初心者への配慮があったのかもしれない。

二年目には、ワークだけではなく、野球の親睦試合もプログラムに加えられた。入所者の野球チームと学生チームの試合である。試合の前は、不自由な人のチームが相手なので、若い自分たちの勝利は疑っていなかった。しかし、試合が始まると、急ごしらえの学生チームは、投手は力不足、守りのミスは出る、打撃はお粗末ときているので、力の差がはっきりと出てきた。言うまでも無く完敗。

自治会の野球チームは、毎日のように練習を積み、全国療養所の野球大会もあるとのこと。学生チームを相手に遊んでいただいたというのが終わっての感想であった。これによって、教会のワークという枠組みから、少し一般の入所者に近づく機会が与えられたのである。

三年目には、療養所の方々から「せっかく学生さんが来るんだから、ワークだけじゃなく、いま学んでいることを教えてくれんか」という要望があった。

大学四年生となっていた彼も学習会を用意することになった。準備の中で自分がいま学んでいることは何か、そんな問いを突きつけられた思いがした。

彼は西洋史学の専攻。何を話せばよいか悩んだ。卒論で取り上げようとしている「ローマ皇帝の勅令からみたキリスト教の国教化政策」にしようかと考えたが、未完成であり、噛み砕いて話せる力量の無いことが分かった。

そこで、前期に講義を受けていた、シュメール文明の歴史を講義ノートを手がかりに準備をすることにしたのである。これは、関西学院大学に特別講義で来られていた弓削達先生（当時神戸大学）の受け売りである。学習会の参加者は教会の方々が多いので、旧約聖書の天地創造物語などとの関連が深いと考えたからである。

この学習会は、彼自身の学びを深める機会となった。自分が弓削先生の講義をどのように理解したかを試されているようであった。話しながら、冷や汗が出るのを感じながら懸命に話した。終わってから彼は、参加者のやさしいまなざしに支えられたのだと、こころのなかで感謝していた。

学習会は、ほかにも英文科の学生がローマ字や簡単な英語、日本文学科の学生による文学の講義なども行われた。

一九七二年、私は関西学院の宗教センターの職員として仕事をしていました。六八年ごろから激化した大学紛争の嵐が一段落をして、大学改革の機運が高まっていた年ですが、学生の間には「しらけ現象」が蔓延する兆しを見せていました。このようなときに、関西学院大学に入学する学生に関学のよさを知ってもらいたい、上級生や教員たちとのつながりの中で、大学生活をスタートしてほしいとの願いをもって、企画したのが「入学式前のオリエンテーション・キャンプ」だったのです。

私は、宗教センターに出入りする学生に呼びかけ、新入生のビッグ・ブラザーやビッグ・シスターにならないかと声をかけました。若手の教員にも協力を呼びかけました。

私のねらいは、二つあったのです。ひとつは新入生が入学式前に関学のよさを知り目標を持つことと、上級生や教員との具体的な人間関係を築くことです。

もうひとつは、上級生が上級生になることです。つまり、新入生の前に立ち何かを伝えようとすることによって、自分がこの大学に入り、何を学んだのかを確認する作業となるからです。

三〇人あまりの学生と七人の若手教員の協力を得て、キャンプの準備をはじめたのです。この準備段階では、学生が大学で何を学んだか、新入生に何をどのように伝えたいかを考えるグループ討議に多くの時間を取ったのです。

他者の前に立ち、未熟な学びを分かちあおうとすることによって、学びは自分のうちにしつかりと刻み込まれ、他者にとって必要とされる自己の形成へと導かれるのです。私は、いま思い起こすのです。学習会という形で、人前に立ち、どんな学びをしているのかとの問いに必死で応えようとしていた自分の冷や汗を。そして「学びを分かちあう」経験が与えてくれた喜びを。

（6／2000年11・12月号）

涙に騙されても汗に欺かれた験しはない

学生たちのワークキャンプは、毎年続けられ、三回目を迎えた。はじめは、教会のお客さんであった彼らは、自治会の方々との交流や野球の試合などを重ねることで、療養所の患者さんたちにも、少しずつ受け入れられていることが伝わってきた。

その年のキャンプが終了する頃であっただろうか、一人の患者さんから一枚の色紙をいただいた。

「涙に騙されても汗に欺かれた験しはない」という言葉が、菰《こも》がこいをされた一本の赤い花の絵とともに書かれていた。

一年目のキャンプで彼が、汗を流してワークをしているときに、背中に感じていた冷たく、鋭い視線。自分たちの関わり方を試すようなまなざしの奥に隠されていたものが如実に表現されているのを感じた。

療養所の歴史の中では、数多くの人が、療養所を訪問したに違いない。宗教家、篤志家、社会福祉事業家、お金持ち、歌手や俳優、演奏家などの人々が慰問といわれる訪問をしてきた。なかでも「救らい」という言葉に象徴される慰問の姿勢は、同情と憐憫の対象として、一段高いところから、ハンセン病を病む人々を見下してきたのではないか。療養所は、いつも不幸で暗くなくてはいけない。慰問者は療養所の人々の不幸に涙を流し、慰めと励ましの言葉をかけて、自分たちの日常に帰っていく。

この涙に何度騙されたことか。今回も若い学生たちが、物見遊山で療養所に来て、ワークなどと言っている。しかし、旧来の慰問者と同じではないか。もう涙には騙されない。彼らを試すまなざしであった。

彼らはその年の秋、関西学院大学の大学祭で、ハンセン病をテーマにした展示会を催し、「忘れられた島」という文集を出版した。彼が全体の編集をし、彼自身も同名の一文を書いている。

「私達は三年前に、同情と憐れみと何かをしてあげなければならないという悲愴な決意を持って出かけた。だが島につくとその決意は無となった。この忘れられた島に、遮断された社会に生きる彼らの苦悩のストーリーに出会った事、人間存在としての自己のあり方を気づかせ、自ら自己を新しくしていく主体的行動へ向けられた出来事である。」

彼が入所者の生身の苦悩に直面した時に、同情と憐れみの姿勢は木っ端微塵に打ち砕かれ、自らの生き方を問い直さなければならないところに立たされた胸中が、稚拙ながら表現されている。

「涙に騙されても汗に欺かれた験しはない」という言葉は、彼らへの貴重なプレゼントであった。彼らの流した「汗」をしっかりと受け止め、認めたよ、というメッセージであった。

（注・この言葉の送り主は、千島染太郎さん）

私の最近の仕事に、介護福祉士の養成校や看護学校での授業や研修があります。何年か経験を重ねる中で、養成課程のなかになにか欠落しているところに気づいたのです。

彼らは入学した時から、介護職、看護職としての位置付けをされてしまっているのです。つまり、患者・障害者、高齢者は、援助すべき対象者として見る視点が当たり前のこととして養成・訓練されているのです。

介護福祉士養成課程を例に取ると、カリキュラムの構成は、介護福祉士の基礎知識を内容とした学科と介護実技および施設実習の二つです。学科は心理学などの普通科目、社会福祉概論や老人福祉・障害者福祉などの基礎科目、家族福祉論・公的扶助論・リハビリテーション論などの専攻科目。実技としては、社会福祉援助技術演習や介護技術実習などが準備されています。

私の担当する「人間学」は援助職としての基本的な人間理解の促進を目的としています。私は援助者の視点にたった援助知識の学習や実技・実習を根底でつなぐひとりの人間としての自己理解や他者理解を深める授業をしたいと願っているのです。

与えるときに受け、受けるときに与えるという相互援助の関係、それは、かつて私が療養所での出会いで経験し、学んだ対等な人間関係のあり方です。

どれだけのことができるか分かりませんが、若い学生の皆さんに、対等な関係で、お互いを支えあうあり方を学んでいただきたいのです。


（7／2001年1・2月号）

志樹逸馬「曲った手で」

邑久光明園でのワークキャンプは、三年間の参加を通して彼に大きなインパクトを与えていた。

ハンセン病という病気になると、過去には「治らない」という宣告をされ、少しずつ冒されていく肉体と直面し、拭い去れない偏見を背負わされ、家族やふるさとから切捨てられ、帰ることのできない絶望を抱え込むことになる。この現実を、どのように受け止めたらよいのか。キャンプで出会った患者さんたちは努めて明るかったが、隠されている悲しみや恐れ、不安、絶望、そしてぶつける相手のいない怒りの感情は、感覚的に彼にも伝わっていた。

「なぜ、この人がハンセン病にかからなければならないのか」「なぜ！　この人たちが苦しみを受けるのか」

この解きがたい問いは、彼のこころの深いところに刻み込まれた。それから一〇年ほど後に、これが自分の問いになるなどとは、当時の彼は知る由もなかった。

彼らが初回のキャンプを行った前年、一九五九年一二月三日、四二歳で闘病の生活を終えた詩人がいた。
志樹逸馬である。彼は一九一七年（大正六）に生まれ、一三歳でハンセン病と診断され、全生病院（現・多磨全生園）に入園。一九三三年一六歳のときに長島愛生園に転園した。園内の養鶏部に勤め、野菜づくりなど土に親しみ、詩を書きはじめる。一九四二年（二五歳）にキリスト教に入信。季節の移ろいと生命、神が与えられる自然への感動と信仰に基づいたいのちの讃歌を純粋無垢で透明感に溢れた言葉にした。
彼がすでに他界していた詩人、志樹逸馬といつ出会ったのか定かでない。しかし、一九五〇年に原田憲雄・原田禹雄編で『志樹逸馬詩集』（方向社）が出版されているので、これが学生の間で回覧されたと推測される。彼が感銘を受けた志樹逸馬の詩を紹介しよう。

「曲った手で」

曲った手で　水をすくう
こぼれても　こぼれても
みたされる水の
はげしさに

いつも　なみなみと
生命の水は手の中にある
指は曲っていても
天をさすには少しの不自由も感じない

ハンセン病による後遺症は、顔や手足などの人目につくところに変形をもたらす。キャンプでともに働いた人たちの中に、曲った手の人がいた。しかし、その手の中にいのちの水が満たされている。「指は曲っていても／天をさすには少しの不自由も感じない」と高らかに詠う詩人の信仰に、彼はこころ打たれていた。

＊

大学を卒業後、私は好善社の働きに参加しました。若い時は「全国学生キリスト者ワークキャンプ」のリーダーです。一九六四年に第二回のキャンプが長島愛生園で行われたときに、志樹逸馬の奥様にお目にかかりました。私の友人で感激家の辻井正君が彼の詩はすばらしいと熱く語っていました。

七年後、私は「進行性筋萎縮症」の診断を受けました。突然のことに「なぜ、自分が病気にならなければならないのか」「なぜ!」の問いを連発していたのです。一〇年前にはハンセン病を病んだ他人の問いとして、こころに刻み込まれていたものが、自分自身が向かい合う問いとして浮かび上がってきたのです。

しかし、答えはすぐには見つかりません。

また十数年が経過し、好善社の仕事で志樹逸馬の詩集を編集することになったのです。彼との再会です。

彼は「(二十八年間)」という詩のなかで、「なぜ!」という問いに、「唯みずからの生活を咀嚼するしか/すべての問にこたえる途はなく/このありのままの姿こそ　その応答に等しいのだ」と詠っていたのです。

病気を持った生活を咀嚼するように味わうことしか「なぜ!」の問いに答える道はない。病気を与えられたこの生身の自分の生き方をそのまま受け入れることこそが、「なぜ!」への応答だと、志樹逸馬は、私に確かな声で静かに語りかけているのです。

(『島の四季　志樹逸馬詩集』小澤貞雄・長尾文雄編、一九八四年、編集工房ノア刊)

(8/2001年3・4月号)

「ワークキャンプ」の意味

関西学院大学宗教総部（SCA）のワークキャンプは、ワーク（何らかの労働）をプログラムの中心に据えて、療養所に何日間か滞在する。初回は光明園家族教会のお客様として療養所に迎えられ、ワークは教会の花壇づくりや重病棟周辺の砂利敷きであった。二回目、三回目と回を重ねるごとに、ワークは砂利敷きや花壇づくりであったが、病棟周辺から盲人会館やMTL会館と療養所の主要部分へと移っていく。それと比例するように、教会の信徒だけではなく、一般入所者のなかからもワークに参加する人が増えてきた。そして、自治会も本格的な受け入れ態勢を整えていった。

六回目のキャンプを迎えるに際して、自治会は、道路のコンクリート舗装という、形として残るワークを学生のために用意するようになった。

このあたりから、教会のお客様であったキャンプが、一般入所者および自治会の年中行事となっていった。

療養所でのワークキャンプという試みが、着実に療養所の入所者に受け入れられていった経緯を、ワークキャンプの年譜に記されたワークの内容からたどってみよう。

一九六〇年第一回　教会の花壇づくり
　　　　　　　　　重病棟周辺の砂利敷き
一九六一年第二回　軽患舎夫婦舎周辺砂利敷き
一九六二年第三回　病棟周辺の花壇づくり
一九六三年第四回　盲人会館周辺の庭造り
一九六四年第五回　ＭＴＬ会館の草刈り花壇づくり
一九六五年第六回　ミシン場より藪池への道路
　　　　　　　　　コンクリート舗装
一九六六年第七回　豚舎へ通じる道路の拡張工事
一九六七年第八回　葵寮横から白百合寮の間の道路
　　　　　　　　　コンクリート舗装
一九六八年第九回　寒菊寮から青嵐寮への坂道
　　　　　　　　　コンクリート舗装

一九六九年第十回　病棟横の庭造り
＊この年は学園紛争の影響で参加者五名となり、七〇年のキャンプは中止となった。継続が懸念されたが、七一年には再開。

今思い返すと、関西学院大学宗教総部（ＳＣＡ）に属する学生たちにインパクトを与えたのは、前年の一九五九年、光明園家族教会の信徒の皆さんが不自由な身体を駆使して、岩山を砕き、敷地を作り、教会堂を建設したという話を伝え聞いたからです。

この作業を指揮した播磨醇牧師は、関西学院大学神学部の出身。大学に来られたときに話を聴く機会を与えられました。私たちにできる仕事があるならば、長島に行こうということになったのです。

多分当時の療養所の状況では、一〇数名の学生が、園に一週間も滞在して、入所者と交流をすることは異例のことであったと思います。それが許されたのは、園内の整備という「労働奉仕」を滞在の目的としたからではないでしょうか。播磨先生と教会の役員による交渉の賜物であったと想像します。

労働つまりワークがあったからこそ、私たちは入所者の方々と長い時間を共有することができたのです。

若い私たちにできることは、唯一汗を流すこと。初対面の入所者とどのように接すればよいかもわからない時に、没入できる仕事がある、そこに居らせてもらえる理由としてのワークであったのです。

初回の砂利敷き作業は一年も経てば消えていくようなワークです。そんなワークを数年続けるなかで、道路のコンクリート舗装作業が用意されるのです。

回を重ねるなかで学生たちは、「私たちの言葉は、汗と祈りであった」「私は今年もまた、働きに行く、感激でも驚嘆でもなく、ただあなたのところへ」などとワークの意味付けを表現するようになっていくのです。

しかし、コンクリート舗装作業になった六回目のことです。工事が完了したとき、学生たちは記念として二二名の手形を生乾きのコンクリートに印すのです。

このことを聞いた、当時の私は、ワークの意味の様変わりを痛感しました。居らせてもらうためのワークから、ワークをしたものの存在を誇示するワークへと変貌したのではないかと。


（9／2001年5・6月号）

一九六〇年の重さ

「国のハンセン病患者に対する隔離政策は違憲」。二〇〇一年五月一一日の新聞各紙一面トップの見出しです。これはハンセン病を病んだ人々が真の人権回復を求める裁判として注目され、隔離政策などをめぐって、国の責任が問われていた国家賠償請求訴訟に下された判決です。熊本地裁は「遅くとも一九六〇年以降には隔離の必要性はなく、らい予防法の違憲性は明白である」とし、同法の早期見直しを怠った旧厚生省と国会議員の責任を全面的に認める内容だったのです。

一九九六年に「らい予防法」が廃止されてもなお、社会全体は、ハンセン病に対する差別・偏見を払拭しようとはしないばかりか、解決済みとして忘れ去ろうとさえしてきました。今回の裁判の原告団であるハンセン病の元患者の皆さんは、「私たちの受けてきた苦しみと絶望を忘れないでほしい。近代日本の犯してきた過ちを認めてほしい」との叫びが司法によって認められたのです。そして、五月二三日、小泉純一郎首相から控訴断念の声明を引き出したのです。

この判決を読んだとき、私の中に強い衝撃のようなものが走りました。

『『らい予防法』違憲国家賠償請求事件判決骨子』のなかで私の目に飛び込んできたところのみ引用します。

らい予防法（以下「新法」という）が制定された昭和二八年前後の医学的知見等を総合すると、遅くとも昭和三五年以降においては、もはやハンセン病は、隔離政策を用いなければならないほどの特別の疾患ではなくなっており、すべての入所者及びハンセン病患者について、隔離の必要性が失われた。（中略）

新法は、六条、一五条及び二八条が一体となって、伝染させるおそれがある患者の隔離を規定しているが、これらの規定（以下「新法の隔離規定」という）は、遅くとも昭和三五年には、その合理性を支える根拠を全く欠く状況に至っており、その違憲性が明白となっていた。

判決のなかで隔離の必要がなくなったとされる昭和三五年つまり一九六〇年は、私がはじめてハンセン病療養所に足を踏み入れた年です。関西学院大学の学生として、無知ゆえの偏見を背負いながら、邑久光明園の入所者の方々と出会っていたのです。

あの時の療養所で医師は、ハンセン病は感染症であるが、うつりにくいし、治る病気になったのだと説明していました。しかし、ワークキャンプの生活が始まると、官舎地区から入所者の居住地区に入るに際しては、職員更衣室で服を着替えること、帰る時も入浴し、手足をしっかりと洗浄して、きれいな服装で宿舎に帰るようにとのオリエンテーションを受けていました。

この落差は私の中でも自明のこととして定着し、何の不思議も無く記憶の奥底にしまいこまれてしまったのです。

以来四〇年間、交流をしている入所者の方々が元気に、明るく接してくださっていることで満足し、予防法の拘束を甘く見ていたのです。

しかし、入所者の皆さんにとっては、強制隔離と退所規定の無い法律によって起きた家族との絶縁、子どもを残せない強制的な処置、それらはいくら親しい私たちが交流を深めても埋めることのできない絶望であり、屈辱であったのだと、いま痛感します。

結果的に、私は入所者の方々の奥深いところにある絶望や苦悩に付き合えていなかったのです。

昭和二八年に改正された予防法は、毅然とその効力と影響力を保持していたのです。私は好善社の一員として、長く療養所に関わっていたとはいえ、予防法廃止や人権回復への問題意識を欠いていたことを、いま深く反省し、謝罪をしたいと思います。

四〇年前は、現在平均年齢七四歳の入所者も平均年齢三四歳。十分に社会復帰できる年齢であったことを思うと、早くに予防法廃止に積極的に取り組まなかった私を含む社会の責任も重いのです。

何よりもこの国家賠償訴訟の判決が、一般社会の無関心な人たちの目を開かせ、ハンセン病を病んだ人々の苦悩を心に刻むくさびとなることを願っています。


（10／2001年7・8月号）

ある群像・好善社とハンセン病

夕日と影

私は、若い時、ハンセン病を病んだ人々と出会いました。その後、自分も進行性の病気になり、病気との付き合い方を学んできました。

大学を卒業してからも、好善社の藤原偉作前理事長と出会い、長島愛生園、星塚敬愛園、駿河療養所などでワークキャンプのリーダーをしてきました。その後二九歳で進行性筋萎縮症を発病してからはワークキャンプの第一線から退いたのです。しかし、ワークはできないけれど、療養所で人間関係を考えることをねらいとした「教会生活研修会」を企画するチャンスが与えられ、多磨全生園と星塚敬愛園で開催いたしました。

この研修会で出会った一人の女性Cさんのことを紹介したいと思います。

二〇年ぐらい前に、多磨全生園で開催された「教会生活研修会」は、参加者は療養所のクリスチャンが半数、外からのクリスチャンが半数。私が専門としている人間関係トレーニングのプログラムを用いて、背景の違う人が、気持ちを伝え、相手の気持ちを受け取ることを体験的に学ぶというものです。入所者と外からの参加者が真に出会う経験をすることがねらいであったのです。

Cさんはこの研修会の参加者でした。私より一二歳ぐらい年上の女性。研修会の後、足が少し不自由になっていた私のために、東京に出かけたときは必ず、車での送り迎えをしてくださったのです。

数年後、彼女は乳ガンを発病。手術。数年後に再発して、再手術をしてみると、もう身体の全身にガン細胞がまわっていて、死の宣言を受けるという状態になったのです。

ところが彼女は、私と一緒に研修に出かけたり、療養所に出かけると、とても元気な声で挨拶をされるのです。病気を持っているとか、死が見えているということなど全然分からないような明るい行動とか、明るい生き方を皆さんに見せていかれるのです。

ある時、私はCさんに尋ねてみました。

「どうしてそんなに明るくできるんですか」

するとと彼女は、「長尾さん、夕日を知っているよね」と言うのです。「夕日が私の身体に射し、夕日が私の身体を照らし出しているとイメージしてちょうだい」「どう見える？　夕日に照らされている部分はすごく輝いているよね。それが、いまあなたが見ている、私なのよ。だけどその光り輝いている私の部分の後ろに黒い影があるでしょう」と。そして、少し間を置いて、

「この影もできれば一緒に見てほしいのよ」と、彼女は私に言ったのです。

私はいま、彼女のこの言葉を思い出すと声が詰まるような思いに駆られます。

いま、夕暮れの中にいて、明るいひかりに照らされた明るい部分が光り輝いている。しかし、その背後に深く濃い色をした影の暗い部分を持っている。その両方を持っている私のすべてを、そのまま見てほしい。そのまま受け入れてほしいと、彼女は言っているのです。

この言葉に私は衝撃を受けました。病気は持っていたけれども、小康状態を与えられていた私は、健康そのもののように振る舞い、自らを励まして、仕事に夢中になり、自らの影をも見ていないことに気づかされたのです。Cさんだけではなく、自分自身のすべてと向かい合い、受け入れることをしていなかった自分の軽薄さを痛感したのです。

二〇歳の私が、光明園で出会った人々も、明るく振舞い、明るい部分で接してくださっていた。しかし、ハンセン病という病と同時に、社会的な偏見や差別の中で、深い絶望や孤独、悲しみや寂しさという深く濃い色をした影を持っておられたのだということを当時の私には気づく力量さえなかったのです。

療養所もいま、夕暮れに包まれています。夕日に輝く一人ひとりの姿が目に浮かびます。輝いている姿と深く濃い影を持った一人ひとりの存在を認め、そばにおらせていただきたいと願っています。

（5／2000年9・10月号）

好善社のはじまり（明治一〇年）

私の属している社団法人好善社は、約一〇〇年前に一人のハンセン病を病む女性と出会い、彼女が安心して療養できる場所を用意するために、新しい事業をはじめるのです。そして、一八九四（明治二七）年、私立ハンセン病療養所「慰廃園」を東京の目黒に設立したのです。

好善社は、アメリカより派遣されたキリスト教の宣教師ヤングマン女史が教鞭をとっていた女学校の生徒や卒業生によって、一八七七（明治一〇）年に創立された団体です。この女学校は現在の女子学院の前身で、好善社は伝道と教育活動を目的としたボランティア団体であったのです。

「慰廃園」は当時の東京の近郊にあって、政府委託のハンセン病患者の収容なども引き受けながら、療養所と病院の二つの役割を果たしていたのです。十分な治療法もない中でキリスト教の精神に基づいた運営を影で担ってきたのが、好善社であったのです。

一九四一年、第二次世界大戦が勃発し、好善社の「慰廃園」経営の根幹であったアメリカからの援助が途絶えます。ついに、一九四二（昭和一七）年、四八年に及ぶ療養所経営の事業は閉鎖を余儀なくされるのです。

同年八月五日、五八名の患者を多磨全生園に送り「慰廃園」は解散したのです。この間、四一五九名の患者が入園したと記録されています。

この療養所経営を社員として担ってきたのが、好善社の先々代理事長の藤原鉤次郎《こうじろう》。一九四五年の東京大空襲で、元慰廃園の建物の大半を焼失し、園内に居住する藤原宅で戦後の好善社の活動がはじめられるのです。

藤原鉤次郎が戦後すぐにはじめた事業は、国立療養所の園長や職員が東京出張する際の宿舎提供です。それは各療養所の現状を把握することと、療養所の復興のための側面からの支援であったと思われます。彼の次の活動は、一九四六年一〇月、当時の交通難のなかで愛生園、光明園、青松園、恵楓園を訪問したことです。そして同一一月に好善社理事長に就任するのです。

その後の好善社の活動や事業は、別の機会にゆずりますが、ひとりのハンセン病を病む女性との出会いから、いまの好善社の活動が形成されたのです。

現在の好善社は、若い日にワークキャンプや牧師としての訓練を療養所で行い、ハンセン病を病む人々との出会いを通して、人生の大きな指針を与えられた人々によって支えられています。ボランティアの社員・理事として、あるいは財政の支援者としてつながりを持っています。

その原点は、療養所に出向き、入所者との交流することです。敗戦後に藤原鉤次郎が足を運んだように。

話は変わりますが、好善社が毎年、六月二五日前後に開催している「ハンセン病を正しく理解する講演会」でのことです。

今年（二〇〇一）も関東では、犀川一夫沖縄愛楽園名誉園長を迎えて、キリスト教の教会でなお理解不十分なハンセン病理解を払拭するための講演をしていただき、関西では多磨全生園の森元美代治さんから、予防法廃止後の実名公表と家族との軋轢の話を聞きました。

この関西での講演会後の茶話会で、元キャンパーのAさんが、次のような話を披露したのです。

「私は学生時代、競馬場で植木に散水をするアルバイトをしていた。炎天下で乾燥しきった芝生や花や植木にもくもくと散水をする作業。やっと一通りの作業が終わるや否や、空が暗くなり稲妻が光って、土砂降りの夕立。園芸主任に私は言いました。自分たちの散水は徒労でしたね、と。すると彼は、それでいいんだ。植木は自分たちの働きをよく知っているよ」

五月下旬の国家賠償訴訟の勝訴、国の控訴断念と急転直下の出来事で、世間の関心はハンセン病や入所者の人権に集中しました。

予防法という大きな枠組みがあったけれども、療養所の医師として、看護婦として、看護助手として、職員として入所者の側に居て、日常的な関わりを続けてきた人々の努力を、いま私は思い浮かべるのです。

いずれ世間の関心は薄らいでいくでしょう。療養所のことは、いままで必要とされることを黙って静かに担ってきた人々が粛々と担い続けることでしょう。私もまた、入所者の皆さんの迷惑にならない程度に交流を続けたいと願っています。

（11／2001年9・10月号）

藤原鉤次郎とララ物資

藤原鉤次郎が好善社理事長に就任したのは、一九四六年一一月二四日の総会です。彼はすでに七五歳の高齢であったことから強く固辞するのですが、当時の好善社には彼のほかに適任者はいなかったのです。

就任前一一月四日に彼は介助者を伴って、愛生園、光明園、青松園の瀬戸内三療養所と熊本の恵楓園および未感染児童保育所、ハンナ・リデルの墓所、私立待労病院を約二週間かけて訪問。翌年六月にも東北新生園、松丘保養園を訪問し、旅行途中には各地で、ハンセン病の啓発活動や園内においては入所者への伝道活動を行うなど精力的な旅行を続けていきます。

この訪問のなかで彼は入所者や療養所職員の人々と直接会い、いま、療養所において何が必要か、好善社に何ができるかを考えていったのです。

この訪問活動が、療養所と好善社を結ぶ太いパイプとなり、いまの活動の礎ともなるのです。

第二次世界大戦後、一九四〇年代後半の日本は、復興の兆しはあっても、国民の多くは貧しく、物資も欠乏している時代です。ましてや島や不便なところにある療養所の窮状は想像するに難くありません。

好善社は明治一〇年の創立以来、数多くのアメリカより派遣された宣教師たちに支えられてきました。日米開戦によって帰国していた彼らの一人、H・D・ハナフォード宣教師が来日し、一九四七年の好善社総会に出席。再会を喜び、好善社の活動に参加することを申し出るのです。

藤原鉤次郎は、早速ハナフォードを渉外係として、戦争によって関係が途絶えていたALM（米国救らい協会）との復交を実現します。その手はじめの事業が、ララ、ケア物資の療養所への支給事業とそのルートを介してのALMからの物資援助であったのです。

ララ物資とは、アジア救済連盟（Licensed Agency for Relief in Asia）略してLARA。アメリカのフレンド奉仕委員会、教会世界奉仕団など社会事業、宗教、労働の一三団体で組織され、戦後のアジアの生活困窮者を救済するために、バター、ジャム、かんづめ、米などの食料品、衣料、靴などの生活用品を人種、宗教、国籍を問わずに贈る活動です。同時期にアメリカの宗教団体によって組織された、ケアCARE（Cooperation for American Remitances to Europe, Inc. ヨーロッパ向けアメリカ救済団体）からも食料品や衣料が届けられました。この物資を好善社の社員が、各療養所に送り届ける作業をしたのです。

この事業の働き手となったのが、戦時中に入社した宮部力、佐竹藤太郎、北林巳之助の三社員。彼らはかつて藤原鉤次郎が上野・亀島ミッション（伝道所）で伝道をしていたころに感銘を受け、キリスト者となった人たちです。好善社には、当時、物資を荷造りしている彼らの写真が残されています。

ララとケアの援助物資はその後、宣教師の仲介によって各療養所に直接送付されて入所者の手に渡るように改められ、一九五一年まで継続されます。

敗戦後の各療養所では食料だけでなく、包帯なども不足していました。好善社はALMに対して、包帯などの材料となる古木綿や古シーツなどを集めてほしいとの要望を出し、早速ララ物資と連携して贈られた物資は入所者にはもっとも必要な贈り物となったことでしょう。

その後、ALMの具体的な援助はクリスマスギフトなどの現物支給の形をとって再開されましたが、一九五二年ごろには、現物ではなく現金に改められます。それは日本経済も戦後の混乱から立ち直り、物資が出回り始めたことから、日本での物資調達が可能であるとの理由からです。

ALMのクリスマスギフト購入費の送金は、毎年約一〇〇万円を一〇年間にわたり、総額一〇〇〇万円におよんだのです。現在の貨幣価値で言うと一億円強にあたります。

現在、物資欠乏の時代は歴史のかなたに去り、いま療養所は予防法廃止・国家賠償訴訟勝訴などによって、人権回復の時代を迎えているのです。

しかし、入所者の著しい高齢化を目のあたりにして、いま入所者が必要としているものは何か、好善社にできることは何かを考えるのです。それはモノやお金ではなく、入所者の背負ってこられた人生や歴史を受け取り、一人ひとりの存在を覚え祈ることなのだと思いつつ、その具体的な応答の難しさを痛感しています。

（12／2001年11・12月号）

自由に祈り集会を守る場を

日本中が物質欠乏の時代に、藤原鉤次郎はALMの援助を受け、療養所に最も必要とされた物資援助事業を続けてきました。この活動と同時に、彼は療養所のキリスト者の群れが必要としているものを的確に捉えていました。

元々好善社はキリスト教の伝道団体として発足し、後にキリスト教の精神にもとづいた私立病院「慰廃園」（ハンセン病療養所）を経営してきました。一九四二年に閉鎖された「慰廃園」の療養者も転園先の多磨全生園において、キリスト教の礼拝を続けていました。

また、日本においてハンセン病を病む人々にいち早く救援の手を差し伸べたのがキリスト教の宣教師たちであった影響で、どの療養所にもキリスト教を信じる療養者の群れのあることは知られていました。藤原鉤次郎も全国の療養所訪問には、必ずといっていいほど、彼らの集会に顔を出し、聖書に基づいた講話をすることを常としていたのです。

一九四五年太平洋戦争の敗戦は、療養所にも大きな変化をもたらします。一〇月に療養者の参政権獲得。実際の選挙権行使は翌年六月になりますが、この年星塚敬愛園と邑久光明園で患者自治会が再発足したのを皮切りにして、全国の療養所に患者自治会が組織されていきます。自治会発行の機関誌も復刊されていくのです。ハンセン病患者の人権回復への道が開かれていきます。

一九四七年には、試薬プロミンによる治療開始。第二〇回日本らい学会ではプロミン治療の効果が注目され、らい一斉調査、一万床運動の推進、国民啓蒙運動が建議されました。また、従来警察署が管轄していた衛生行政事務が保健所に移管、四八年にはプロミン予算獲得闘争委員会が結成され、ハンセン病は治る病気となっていきます。

しかしながら、一方では「らい予防法」による隔離政策は解き放たれないまま、療養所内の生活改善要求が自治会を中心に展開されていきますが、やがて、五三年のらい予防法改正・人権回復運動へと発展していくのです。

激変の時代のなかで、療養者が本当に必要としているのは、物質的なものよりも自らの心の安らぎや魂の救いであることを、藤原鉤次郎は全国の療養所を巡りながら肌身で感じ取っていたと思われます。そして、彼はキリスト者の群れが、療養所の中で自由に集まり、静かに祈り、讃美できる礼拝堂を建設しようと心に決めるのです。

しかし、当時の国立療養所にはキリスト教以外の宗教を信仰する療養者の群れも多く、所内の集会所を各宗派が礼拝所として共用していました。一宗派の専用の建物を建設することなど許可される可能性はなかったのです。

一九四八年三月、好善社総会は療養所内にキリスト教礼拝堂のための仮建物を請求することを可決し、七月の総会では、藤原鉤次郎が礼拝堂をＡＬＭの援助を受けて好善社の手で建設したいとの提案をしたのです。出席した社員は無謀だと。当時は社員自身も生活はままならず、まして自分の通う教会の礼拝堂も戦火によって失われている状態では、そのように言われるのも当然だったでしょう。

しかし、彼の強い決意に動かされて、交渉役の宣教師ハナフォード理事はALMに手紙を書くのです。

藤原鉤次郎の提案は、ALMからの快諾によって実現したのです。彼の日記は次のように記されています。

「一九四九年六月十八日（土）梅雨空／今朝ハナフォード氏より電話あり、通話の用件はALMより、全生、および愛生の教会堂建設資金を送付することに決まりたりとの返事を入手したと。老（注・藤原鉤次郎は晩年自分のことを『老』と表現した）は之を聞き、目頭が熱くなり感謝々々と連呼したり。ハナフォード氏も同様の様子目にみるようなり。（後略）」

ALMの援助額は全生園に三五〇〇ドル、愛生園に一八〇〇ドル。当時の日本円では合計約二〇〇〇万円でした。

一九四九年九月全生園、一二月に愛生園と二つの礼拝堂が完成。この年は多磨全生園創立四〇周年、好善社が療養所への訪問伝道をはじめて四〇年。これらを記念する果実とも言うべき事業となったのです。

さて、二〇〇二年のいま、療養所教会から親しくしていた人の訃報が届きます。そのたびに、礼拝堂で執り行われる葬儀の様子とその人との出会いの日々を思い描きながら、静かに祈る時を持つことにしています。その人の人生の一片を私の心に刻むこと。それが今の私にできることではないかと……。

（13／2002年1・2月号）

岩山を砕く、教会堂建築

好善社の財政的支援による国立療養社内の教会堂建築事業は、一九四九年九月全生園（秋津教会）、十二月に愛生園（長島曙教会）と二つの教会堂の完成が幕開けとなった。その後もＡＬＭの援助を受けて、五二年に菊池恵楓園教会（現・菊池黎明教会）と星塚敬愛園恵生会教会（現・恵生教会）の教会堂、五三年には東北新生園教会堂、沖縄愛楽園祈りの家教会礼拝堂。五四年に駿河療養所教会堂（神山教会）、五五年には、栗生楽泉園聖慰主教会の増改築、五六年に松丘保養園の教会堂（現・松丘聖生会）が次々と竣工していったのである。

一九五八年二月二八日、この事業に情熱を注いだ藤原鉤次郎が、八八歳の天寿ともいうべき人生を全うし、天に召され、次期理事長に鉤次郎の長男藤原偉作が就任する。

藤原偉作理事長は好善社の事業を継承しつつ、この頃に長島愛生園で伝道活動を開始した原田季夫牧師と出会い、また光明園家族教会に赴任した播磨醇牧師の応援をはじめた。そして、好善社は光明園家族教会の新しい教会堂建築の支援を決定するのである。

この前後の様子を光明園家族教会八十五年記念誌『神の家族』（一九九八年発行）の記録から紹介したい。

「一九五三年頃から各宗団の御堂建築の願いと運動がなされるようになった。家族教会は一九三九年に既に教会堂を与えられていたが、その会堂は南北に長く、東側及び西側はガラス一戸から入る陽は冬は寒く、夏はこと更に暑くて会衆者を閉口させていた。加えて五二年頃から教会堂前の空地に療舎を建てる計画が持ち上がり、教会堂の移転、或は会堂の向きをかえる工事をして欲しいと言う願いが持ち上がった。園当局に交渉したり、河野牧師に相談を持ちかけたりして、一九五七年には好善社の藤原偉作先生を迎えて懇談をするまでになった。一九五八年になると、真宗を始め各宗派の御堂が次々と建築された。そして遂に同年一二月に、好善社から新会堂建築の要請受け入れの朗報を受けた。」

一九五八年、家族教会役員会は、播磨醇伝道師を迎えて、新教会堂建設の敷地探しを本格的に始めた。ところが、園内に適当な土地が見当たらず、行き詰まっていた。

「約七か月教会員は祈り悩んだ末、園内で一番悪条件と思えた光明神社の南側山の斜面を切り開いて整地するより外に道のない場に追いこまれた。しかし、その場こそ主イエス・キリストがとって置かれた場所で、約百日間炎天下でツルハシを振るいダイナマイトを使用し、トロッコを押して敷地を造り上げた時、そこは園内のどこよりも素晴らしい土地であることがわかったのであった。ここがその後の私達の礼拝所となった。」

教会堂の敷地は一九五九年七月五日に決定し、七日に測量をして、九日に敷地造成工事の鍬入れ。「敷地決定に費やした七カ月のうっ積した気分を一度に爆発させるような勢い」で、多くの教会員の手で工事が進んだ。しかし、工事を始めると、そこは岩盤の山であった。ツルハシだけでは手におえない。ダイナマイトが必要となる。役員会はダイナマイト購入費用の捻出に奔走。結果、阿部礼治教会代表が自らの葬式の費用を捧げたことで、他の教会員も応分の協力することとなり、一挙に解決。ダイナマイトの購入は業者に任されたが、買い付けたダイナマイトを搬送したのは若い播磨牧師であった。いつもは車酔いをするのに、このときばかりはそれもなく、無事にダイナマイトを携えて帰ってきた。この武勇伝は教会に長く語り継がれている。

七月から九月の炎天下での作業はハンセン病の後遺症による手足の不自由さを思うと、作業に携った教会員にとって過酷なものであったに違いありません。午前中は園内作業のある時代、午後の三時間が作業にあてられた。他の入所者は昼寝の時間であったのです。長島曙教会の会員もしばしば応援に駆けつけ、不自由な教会員は、昼寝もせずに祈りのときを持っていたと記録されています。

この工事の話が、播磨牧師の母校関西学院大学の学生に伝えられ、光明園でのワークキャンプの歴史がはじまるのです。さらにこのキャンプをヒントにして、好善社は「全国学生・社会人キリスト者ワークキャンプ」を長島愛生園、星塚敬愛園などへと展開することになるのです。

家族教会の炎天下の汗と祈りが、ワークキャンプとして、療養所と若者との画期的な交流の場を創出したのです。

（14／2002年3・4月号）

教会堂建築からワークキャンプへ

岩山を砕いて、その上に建てられた光明園家族教会の教会堂は、一九五九（昭和三四）年一一月一三日に献堂式を挙行し、完成した。待ち望まれた教会堂が教会員と若い播磨醇牧師の汗と祈りによって完成したのである。

入所者である教会員が、その不自由な手足を使って、岩盤を砕き整地する作業を全うしたことは、一九四九年以来、好善社が財政的支援をしてきた国立療養所内の教会堂建設事業の中でも特筆すべきことであった。

（しかしいま、振り返るとハンセン病の後遺症を持つ入所者にとって、炎天下の土木作業は、彼らの手足に多大なダメージを与えていたと推察できる。）

いま一つ記録にとどめなければならないのは、一九五八年に父藤原鉤次郎氏の逝去後、就任した当時二九歳の藤原偉作理事長が初めて関わった事業だったことである。

さて、この工事の話が、播磨醇牧師の母校関西学院大学の宗教総部（スチューデント・クリスチャン・アソシエーション—SCA）の学生に伝えられ、翌一九六〇年に邑久光明園でのワークキャンプの歴史がはじまるのである。

この時期、若い藤原偉作理事長は足しげく、長島愛生園、邑久光明園に通い、原田季夫牧師、播磨醇牧師を支援し、新しい事業展開の可能性を模索していた。

関西学院大学の学生によるワークキャンプを知った藤原偉作理事長は、このキャンプを国内の他の療養所でも開催できないものかと模索をはじめた。

一九六〇年代の療養所は、まだ予算も所内の処遇も豊かなものではなかった。木造の寮舎、周辺の通路も地道で、雨が降ればぬかるむ状態。教会堂は完成しても、その周辺までは、手が回らない。外部から若者が行けば何かできるのではないか。療養所で、園や自治会が整備することができない作業をさせてもらうことで、若者を園の施設に滞在させてもらえないだろうか。邑久光明園では、すでに前例ができている。園当局や患者自治会（当時）との交渉もできるだろう。

当時の好善社は、国立療養所内教会堂建設事業も完成に近づき、療養所内のプロテスタント教会の体勢も整いつつあった。しかし、好善社には重大な反省というか課題が浮かび上がっていた。

一つは、好善社と療養所教会との交流は確立しつつあったが、一般入所者とのつながりにまでは至っていなかったこと。もう一つは、一般社会に対しての広報活動を十分に行っていなかったことである。

広報については、療養所教会の培ってきた信仰（ハンセン病と向きあい信仰によって克服してきた歩み）について好善社を支えている日本のキリスト教会に伝えていないことと、一般社会に対してハンセン病の正しい理解と偏見・差別を取り除くための活動に積極的に取り組んでこなかったことであった。

これらの課題解決の一つとして、播磨醇牧師から、自分が関西学院大学の学生を指導して実施しているワークキャンプを他の療養所で開催してはどうかという提案を受けて一歩を踏み出すのである。

キリスト者の学生や社会人をハンセン病療養所に招き、療養所教会の信仰に触れてもらう。そして、ハンセン病の理解を深める機会とする。療養所の人々との接点にワーク（作業）をプログラムの中心に据えて、汗と土にまみれた交流をする。

このようなねらいをたてて、一九六三年事業計画に「全国学生キリスト者ワークキャンプ事業」が組み込まれることになったのである。最初の開催地は、長島愛生園曙教会であった。

いま、好善社の歩みを振り返る中で、「ワークキャンプ」の果たした役割の大きさを、私は痛感しています。

光明園家族教会皆さんの炎天下の汗と祈りが、関西学院大学のワークキャンプを生み出し、さらに、好善社のワークキャンプへと展開し、ハンセン病療養所と若者との画期的な交流の場を創出したのです。

私は、若い日に光明園での第一回ワークキャンプに参加できたことを感謝し、誇りに思います。これを契機にして藤原偉作理事長と出会い、好善社社員となり、さらには理事として全国の療養所および教会の人々との深い交流を持つことができたのです。

（15／2002年5・6月号）

ワークキャンプの広がり

光明園ではじめられたワークキャンプは、好善社の重要な事業となり、全国の療養所にその舞台が次々と備えられていくのである。

記念すべき「第一回全国学生キリスト者ワークキャンプ」は、一九六三（昭和三八）年、八月二二日～二八日、六泊七日、開催地は長島愛生園、受け入れは曙教会であった。

好善社のキャンプのモデルとなった邑久光明園でのワークキャンプは、いままでの療養所への関わり方とは大きな違いがあった。第一回の学生リーダーであった辻井正は、報告書で次のように述べている。

「その頃、ちょうど、反動的な風潮が世論を動揺させ、大学生活もほとんど世論の動揺と同じようにゆれており（中略）何か僕達の全てがここに存在するといったものを欲していました。そのような中で皆が得た唯一の心情は汗を流して、手を汚して働こうということでした。これまで療養所を訪れた人々は多数あったし、今なお多くの誠意ある人々によってそれは続けられてはいるが、その大部分は手を汚さずに帰って行く、という事を耳にしたことがありました。」

一九六〇年は「安保反対運動」が政治的決着され、その嵐は静まろうとしていた。しかし、多くの学生の心の中には、大きな動揺と空洞が広がっていた。未知のハンセン病療養所で汗を流し、手を汚し働くことで、自らの存在感を確かめることができるのではと、辻井正は呼びかけたのである。（前述の文章のなかで、この気負った気持ちをふりかえると恥ずかしい思いでいっぱいであると述べている。）

この関わり方は、過去に療養所への慰問や見学とは、根本的に異なっていた。労働（ワーク）をプログラムの中心に据え、身体を使って汗を流すことで、ハンセン病を病んだ人々のそばに行き交流をする。労働は、何か大きな仕事をするんだといった気負いこんだ学生の気持ちやハンセン病に対する偏見を打ち砕き、入所者一人ひとりの人柄やその人生に触れることを可能とした。このことが播磨の指導によって回を重ねてきた光明園のワークキャンプで、手ごたえのあるものとなっていた。この労働の意味付けは、好善社のワークキャンプにもしっかりと引き継がれた。

愛生園での第一回ワークキャンプは、提案者であり経験を重ねていた播磨醇牧師と、光明園ワークキャンプの学生リーダーを務めた辻井正（当時、好善社社員）をリーダーに招き、責任者は藤原偉作理事長という陣容でキャンパーの募集を開始した。

当時、藤原は専従の理事長として一年目を迎えていた。全国の療養所を訪問するかたわら、各地の大学を訪問し、学生ＹＭＣＡや教会活動をする学生キリスト者にワークキャンプの呼びかけを行っていった。

最初の参加者は一六名。東北から九州の各地の学生が応募してきた。ちなみに、所属する大学名を列挙すると、東北学院大、立教大、関西学院大、神戸女学院大、桃山学院大、岡山大、西南学院大であった。

いま、私は六二歳になろうとしています。暑い夏を迎えて、二〇歳頃に、学生として訪れた邑久光明園。ワークキャンプの時の暑さと同時に、一緒にワークで汗を流した人々のことを思い起こしています。

なかでも患者自治会の作業班の人々は、なれない手つきでスコップを使う学生、もたもたしている学生たちを指導し、仕事の段取りをしてくださったのです。あの時は、すごい年長者だと感じていました。

しかし、いま、よく考えて見ると学生より一〇歳から一五歳ほど年長で、三〇代半ばから四〇代前半であったのだということに気づいたのです。私自身の経験でも、三〇代半ばといえば、職場においてこれから自分の仕事ができるポジションになっていたり、社会的にも少しは一人前として認めてもらえたりする年頃であったのです。彼らが、もし一般社会で生活していたとするならば、仕事の最前線で輝かしい活躍をしておられたことでしょう。

にもかかわらず、退所規定のない療養所に留まることを余儀なくされた人々の無念さや絶望、諦めにも似た気持ちに思いを寄せたいと思うのです。六〇代になった私としてもう一度理解し直す、そんな再考の時が訪れているのだと、自分に言い聞かせている昨今です。

（16／2002年7・8月号）

入所者の息遣い

一九六三（昭和三八）年、八月二二日〜二八日、六泊七日で開催された「第一回全国学生キリスト者ワークキャンプ」は、大きな不安を持ってはじめられた。光明園での経験があるとは言え、好善社が一切の責任を持ち、全国から見知らない学生が集い、共同生活をし、なおかつ入所者との交流をするのである。

受け入れも国立療養所であるので、園当局や長島愛生園患者自治会にお世話になり、曙教会がその中心的な役割を担っていただいたのである。

その時の様子が『ある群像　好善社一〇〇年年の歩み』に、次のように述べられている。

「初めてのときには、どういうことになるのか見当がつかなかった。しかし、結果は評価し得る内容であった。それは、療養者も、キャンパーも人間という同じ基盤に立っていることを認めあい、そこから相互のかかわりが出発しているからである。この関係が、過去の

『訪問者から療養者へ』、『与えるものと受けるもの』という一方的なものを打ち破ったことは間違いなく、この事実は好善社の新しい活動展開の素地となったのである。」

これまで、社会からの多くの訪問者は慰問や見学であった。ハンセン病を病む人々を憐憫の対象とし、社会から音楽・演芸などの文化的プログラムや土産を携えて、療養所を訪れる。訪問者は与える人、入所者は受ける人という関係が当たり前となっていた。

ワークキャンプは、それとは根本的に異なったものであった。キャンパーは訪問者であったが、療養所でそのとき必要とされている作業を用意してもらい、若いキャンパーが作業に取り組み、汗を流す。その作業を指導したり、一緒に作業をする元気な入所者がいる。

炎天下で、ツルハシを振り下ろし土を掘り起こし、スコップを使って砂を撒き、病棟の周辺の整備をする。汗を流し、息を荒げながら働く人がいる。観念のなかで偏見や恐怖感の対象としていた人々が、じつは自分と同じように汗を流し、呼吸をしている人間であることに気づくのである。

この気づきは、療養所の表面を眺めていく慰問者や見学者には経験できなかったことではないだろうか。

ハンセン病は人の目に見えるところに後遺症が出る病気である。見た目の美醜に左右されて、頭の中での偏見は助長される。しかし、ワークは、まさに肉体を酷使し、作業に没頭し、その側に居る入所者の息遣いを感じることで、若い学生の観念的な思いを打ち砕いていったのである。

このワークは、後年になって、入所者の高齢化が顕著になるまで、欠くことができないプログラムであった。好善社のキャンプは、このワークにこだわり続けたといっても過言ではない。（それ故に、受け入れ側の療養所の関係者にはご迷惑をかけたかもしれないが。）

近年、ボランティアという言葉が、市民権を得ています。ワークキャンプがはじまった一九六〇年代は「奉仕活動」とか「慈善活動」という言葉が使われていました。

一九九五年一月一七日の阪神淡路大震災の救援活動において、だれかれとなく、自発的に、身体を使って、救援活動に動き出しました。奉仕活動といわれている時代は、なんとなく敷居が高かったことも、目の前に助けを必要としている人を見て、動かないではおれなくなったのです。だれもがふっと援助活動に参加するそんな現象を、ふりかえって「ボランティア元年」と言われるようになったのも記憶に新しいところです。

被災地で、身体を使い、汗を流し、感謝をされる経験は、被災者（受けるもの）とボランティア（与えるもの）とがいつのまにか逆転していたことです。とくに、人に必要とされる経験は孤立化している若者を生き返らせた新鮮な出来事だったのです。

ボランティアの時代と、いまもてはやされていますが、光明園からはじまったハンセン病療養所におけるワークキャンプはその先駆けであったのです。

汗を流して働く、力を合わせて働く＝協働、ともに働く＝共働は、一人の人間としての息遣いを身近に感じ、受けるものが与えるものになり、与えるものが受けるものになるというダイナミックな出来事を生み出したのです。これがボランティアの核心であるとするならば、かつてのキャンパーたちは、貴重な経験をしたことになります。

（17／2002年7月号）

学生ワークキャンプの展開

「第一回全国学生キリスト者ワークキャンプ」について、好善社が療養所教会の交流のために発行した『らい園教会新聞』第四号（昭和三八年一〇月一一日）は、第一面のトップ記事で、次のように報じている。原文のまま読んでいただきたい。（注・同新聞は現「療養所教会報」）

『初の全国学生ワークキャンプ　教会員と学生／汗の交わり』

「好善社主催による初の全国学生キリスト者ワークキャンプが、八月二十二日より一週間の日程で、愛生園にて開かれ、療養所における一つの試みが新しく進められた。参加者は東北学院大学をはじめ九大学より学生十七名のほかチャプレン播磨牧師、リーダー辻井社員、責任者藤原理事長の二十名であった。

ワークキャンプという言葉が療養所の中でも、しだいに親しみを持たれて来た。従来の慰問という一方的に与えられる形式とはちがって、学生たちと一緒に汗を流して働くという中に、まったく新しい交わりの意味が生まれてきたようだ。愛生園における初の全国学生キリスト者ワークキャンプという試みは、友園教会にとっても大きな意味を与えられた。残暑の厳しい太陽の下で、懸命に働く姿は、何の抵抗もなく人々に受け入れられたように思う。その中で交わされた言葉が学生たちにとっても、深い経験となり、ハ氏病に対する理解も、説得ではなしに経験として受け入れられていったようだ。これら東北から九州にいたる大学の若い生命が学び感じたことは、単なる感情として排斥してしまう種類のものではなく、これまでの療養所に失われていたものを彼らが学んだのではないだろうか。

教会という地盤の上にたって行われたワークキャンプが、自然な形で自治会の協力を生み、園全体に対する呼びかけに成長していったことは今後の友園教会の働きの一つを指し示しているように思える。

【理事長談】働きながら学生からいくたびとなく、〝社会へ帰ってなんと広報したらよいか〟ときかれたが、私は専門家的?なこたえはさけ、一週間したら……と口をにごし、ついに別れるときにもなにもいわなかった。すでに学生たちは不思議なほどライを割りきっていたし、また信仰にふれて自らの生きる問題を真けんに考えていたからだ。一方教会員も現代のいぶきを吸いとったし自身の教会をもう一度療養所のうちに見出していたように思う。ライ園と社会とのまがきを和解の福音が取りのぞいたといえよう。来年はゆるされれば、更に保養園、敬愛園にても実施したいと思う。」

この記事にある、播磨牧師は当時光明園家族教会の播磨醇牧師で、理事長は藤原偉作前理事長である。添えられた写真は、遠景に海の向こうに曙教会と公会堂の見える半島、前景には麦藁帽子で作業服の学生たち。強い日射しのもとでたき火にいぶられながら、愛生園の海岸の清掃をしている情景が映し出されている。

同じ紙面で注目するのは、関西学院大学の光明園での第四回目のワークキャンプと仙台の東北学院大学キリスト教青年会が東北新生園で行ったワークキャンプ報告がキリスト教信交会から寄せられていることである。さらに、西宮にある神戸女学院大学のコーラス・キャラバンの一行が愛生園曙教会と光明園家族教会を訪問して、讃美礼拝のときが持たれた。このコーラスを通しての交わりは、学生たちには深い印象を与え、療養所の両教会にとっても多くの意味を与えてくれたと、短い記事は伝えている。

光明園での学生ワークキャンプは、好善社の全国ワークキャンプ、さらに東北学院大学にも、神戸女学院大学のコーラスキャラバンなどにもつながっていったのである。

この時期、ワークキャンプを経験した学生たちによって大学の内外でハンセン病の正しい理解を求める啓発活動が活発に行われるようになっていた。若い学生がハンセン病や療養所でのワークキャンプに関心を持ちはじめる時代であったといえる。

このような流れのなかで、次の夏には、好善社主催のワークキャンプが星塚敬愛園と松丘保養園で開催され、後には、神戸学生ＹＭＣＡ・ＹＷＣＡ連合によるワークキャンプが大島青松園でも行われていくのである。

（18／２００２年７月号）

ワークキャンプへの呼びかけ

ハンセン病療養所でのワークキャンプは、一九六〇年の夏に邑久光明園で始められ、好善社の事業として「全国学生キリスト者ワークキャンプ」、東北学院大学や神戸学生YMCA・YWCA連合によるキャンプへと展開していく。

この時期、学生の間にハンセン病に対する関心がひろまりつつあった。一九六三年に、フレンズ国際労働キャンプ関西委員会が、退所者や里帰りのための宿泊施設「むすびの家」建設運動が起こされている。四年後の一九六七年七月に、奈良にハンセン病回復者の社会復帰のための宿泊施設「交流の家」（むすびのいえ）が竣工する。

このような動きの中で、好善社は全国のキリスト教系の中高・大学や教会などに藤原偉作理事長を派遣した。彼は講演会、学校のチャペルや学生との集会などの場を与えられて啓発・広報活動を精力的に行ったのである。就任間もない三〇代の理事長は、学生YMCA・YWCA、教会の青年会などで、ハンセン病のこと、療養所のこと、療養所のキリスト者や教会の実状を熱っぽく訴え、「彼らに関わろう」と、ワークキャンプへの参加を呼びかけていった。
当時の呼びかけの言葉を紹介しながら、ワークキャンプの展開をたどってみたい。（好善社著『ある群像―好善社一〇〇年の歩み』一九七八年　〈原文のまま〉から引用）

昭和三十八年（一年目）
人の生涯に於て貴重な経験というものは幾度もあるものではないだろう。たとえ、あったとしても貴い経験が貧しくされていく現実があるように思う。ぼくたちがワーク・キャンプをするという現実が、何を意味しているのだろうか。各大学の学生が一つの療養所に集まって、忘れられた社会に目をむけていくということは、より高められた場所への歩みではないだろうか。ライはぼくたちに関係のない世界ではなくて、内面性に結びつく精神的な世界を意味する。

昭和三十九年（二年目）
忘れられたライ療養所のしゃかいで、キリスト教会は証しの道を歩んでいる。奉仕に行くというのはよそう。汗と土にまみれて一週間の労働をとおし、ライへの認識を新たにしながら、ライ園のキリスト者に交わりを求めて参加しよう。

〔三年目は略〕

昭和四十一年（四年目）

毎回、参加した人たちは「死と対決してこられた人々から得たものは実に大きかった。」と言い、また、患者さんたちは、「学生さんをお迎えして信仰も若返った。」と語っています。忘れられた社会で信仰ひとすじに生きてきた人々に学ぶために、この機会に参加されることをおすすめします。

昭和四十二年（五年目）

〈ライに対する認識の実状を述べ、今日、日本のライ事業の歴史を考える必要を指摘して〉ライを病む人々はどんな苦悩を負って生きてきたか、日本のライ事業はどのようにして起こったか、ライ園のキリスト者はいかに死と対決しながら信仰によって生かされ証しをしてきたか、その事業を日本のキリスト教会が知っているのだろうか、われわれが彼等から学ばなければならないものがあるのではなかろうか、一般の入所者は今なにを望んでいるのだろうか。

炎暑の中で倒れるまでのきびしい労働を自己に課してみる。そんなことぐらいで彼等の歩んだ道がわかるはずはありませんが、一週間彼等と共通の生活の場におかれることによって、なんとか対話の糸口をみつけて真実な交わりを始めようというのが目的です。（この年度から主題を掲げることにした。)

主題『愛神愛隣を実践に求めて』

この呼びかけ文の中からワークキャンプのねらいの変遷と数年間の実践の中で学ばれたことが見えてくる。

私はこの呼びかけ文を再読しながら、自分の二〇代後半の歩みを思い起こしています。この中に私自身のハンセン病療養所とのかかわりが鮮明に現れています。それは観念的なところから、具体的なキリスト教の信仰や生き方に触れ、ハンセン病を病んだ人々の歴史の理解とそれを知らない社会への問いかけを形成していく過程です。

(19/2003年1・2月号)

愛神愛隣を実践に求めて

一年目から五年目までの呼びかけ文を、今改めて読むと、ワークキャンプ創設期に好善社がどのようにキャンプを作り上げていったかを知ることができる。

一年目の昭和三八（一九六三）年の文章は、私の知る限り辻井正社員（当時）の起草によるものである。彼は一九六〇年夏に邑久光明園でのワークキャンプをはじめた学生リーダーである。彼と藤原偉作前理事長との出会いが好善社のキャンプの端緒となった。

辻井は三年間続いた邑久光明園でのワークキャンプに大きな手ごたえを感じ、このキャンプを全国の療養所に展開できないかと考えていた。この夢を好善社の事業としたのが、若い藤原偉作理事長であった。

藤原にとって未知のワークキャンプ。経験者である光明園家族教会の播磨醇牧師と学生リーダーを務めた辻井に、好善社の新しい事業を委ねたのである。

一年目の呼びかけ文を読んでみると、療養所でのワークキャンプが、若者に「人の生涯における貴重な経験」と言わせるほどの強い衝撃であったことと同時に入所者の貴重な人生に触れることを重ね合わせている。

今まで自分たちが知らなかった社会、隠されていた社会、それがハンセン病の療養所であり、そこで日常生活を営む人々の群れがあった。キャンプでの交流を通して、療養所に生きる人々の、一人ひとりの人生とキリスト教の信仰に触れたのである。療養所に生きる人々の生き方に声もなく、ただ驚きと感動に若者たちは心震わせた。療養所に足を踏み入れた若者にとっては、知らなかった、隠された社会ではなく、療養所は「忘れられた社会」と言ったほうがぴったりとするものであった。

当時の日本社会は高度成長期の兆しを見せはじめていた。未来はバラ色で、高速鉄道や高速道路が日本中を駆け巡り、人々の生活はアメリカのように豊かになる。多くの人々はそう信じ、そうなるために勤勉かつ猛烈に働きはじめた時代である。発展・進歩がキーワードとなり、それ以外のものは目にも入らない。ましてや山深いところ、離島といった人目に触れないところにある療養所のことは、当時の日本においては「忘れられた」存在となっていたのである。

忘れられた社会に目を向けること、そこに生活するハンセン病の歴史を背負った人々との出会いは、若い自分たちを内面的に深め、精神的世界に導いてくれると、熱い思いを込めて呼びかけるのである。

二年目の呼びかけ文は、「忘れられた療養所の社会」「キリスト教会の証」「奉仕に行くというのはよそう」「汗と土にまみれた労働」というキャンプのねらいが具体的に表現されている。労働をしながら、ハンセン病を理解し、療養所のキリスト者と交流をすると言い切っている。

四年目では、参加者の感想として、絶望や死と向かい合ってきた入所者の証から大きな学びをしたこと、入所者が若い学生に触れることで、信仰も日常の生きることにも元気をもらったことを伝えている。そして「忘れられた社会」で信仰一筋に生きる人々との出会いを勧めている。

好善社は四年間に、四療養所で一二回のワークキャンプを実施した。この経験が五年目の呼びかけ文にはしっかりと表現されている。

そこには、出会いの感動だけではなく、ハンセン病を病んだ人々が背負わされた現実に目を向け、病気の正しい理解、近代日本がハンセン病をどのように取り扱ってきたかを学ぶことがねらいに加えられた。そして、偏見と差別のなかで、療養所のキリスト者は、絶望や死と対峙し、信仰によって生かされた証を、日本の若者とキリスト教会に伝えたいとの思いが伝わってくる。

このような学びの場を、「炎暑の中で倒れるまでのきびしい労働を自己に課してみる」ことで、入所者の苦悩の傍に居らせてもらえるのではないかと願い、対話と交流の場を用意しようとしている。この年から掲げられた主題は『愛神愛隣を実践に求めて』であった。

五年目にしてやっと、ワークキャンプが社会人・学生と療養所をつなぐ事業として形を成してきたのである。

私は二年目から好善社社員として、星塚でのキャンプを皮切りにこの事業の一端を担ってきた。呼びかけ文の変遷は、私の療養所とのかかわりの変遷でもあった。

（20／2003年3・4月号）

療養所との長いお付き合い

宮古南静園訪問

私は（二〇〇三年）五月一二日から一四日、二泊三日の日程で宮古南静園を訪問してきました。

国内療養所訪問は好善社の大切な事業です。社員（ボランティア）が、機会を作って全国一三の療養所をくまなく訪問しようと願っています。参考までに昨年は延べ約七〇回、奄美和光園を除く一二園を訪問しました。

さて、今回はタイ国から一時帰国中の阿部春代看護師と関西在住の好善社メンバーである山本公子さん、岡田祐之さんと私、同行に私の妻智子の計五名による訪問となりました。二月の社員総会で岡田さんと阿部さんが五月一四日に誕生日を迎えるとのことで、航空券の誕生日割引を利用しようということになったのです。

私と岡田さんは一昨年の夏以来の訪問、阿部さんは約二〇年前好善社派遣の看護師として二年八カ月勤務した思い出のある場所への里帰り、山本さんは好善社が南静園で行った初回のワークキャンプ（一九七四年）以来の宮古です。

それぞれの思いを持ちながら、宮古南静園に到着。

福祉室で手続きをし、面会人宿泊所「南楓荘」に荷物を置き、隣にある自治会事務所に挨拶。その足で、園内へ挨拶回り。途中、福寿会館で踊りの稽古をしていると聞いて立ち寄る。老人会の踊りのグループが練習を終えてお茶を飲んでおられた。顔見知りの九四歳のNSさんもおられた。私たちも歓談の輪に入り、自己紹介をしたり、昨年の老人会での台湾旅行の写真を見せていただいたりしました。そのうちに踊りを披露してもらうことになり、沖縄の伝統的な踊りとハワイアン、歌謡曲の踊りに阿部さんや山本さんも踊りに加わって、楽しいひと時となりました。

その後、好善社と親しくしている療養所教会の皆さんにご挨拶するために、宿舎や病室に向かいました。

聖ミカエル教会のＭＺさんが、数日前から病気で入室、翌日に手術のため園外の病院に行かれると聞いたので、最初に訪問。比較的簡単な手術のようで、ご本人も奥様も穏やかな表情で話されていました。

「予防法廃止」と「国賠訴訟勝訴」の後、比較的若くて元気で、自治会の役員をしていた入所者が社会復帰したので、以前役員をしていたものが復帰せざるを得なくなった。自分も高齢で病気を持っているけれども、執行部の一員になっている。同じような復帰組に、キリストの教会のＹＪさんとカトリック教会のＭＭさんも入っておられるとのこと。彼らはいずれも教会の中心人物。自治会も老人会も教会も、八〇歳前後の高齢者が責任を担っている現実を切々と話されました。彼の言葉に対して、数年に一度ぐらいの訪問で何ができるのかと、自分自身に問いかけながら病室を後にしました。

滞在期間中に、自治会長のＭさん、前述のＹＪさん、ＭＭさんからゆっくりと話をうかがうことができました。

空襲を受け、洞窟での生活を余儀なくされたこと、国賠訴訟の顛末、現在入所者が一三〇余名で職員がほぼ同数になったこと、今後の療養所の運営の変化、早晩自治会活動や教会活動が担えなくなる現実、そして自分たちの納骨堂は誰が守るのかなどなど、重い課題ばかりです。

今回、印象に残ったことのひとつに、同行した山本さんは、「二九年ぶりに宮古に来た山本公子です」という自己紹介をしていたことです。一九七四（昭和四九）年七月二三日〜二八日「人間は互いに理解しあえるか」の主題のもとに、ワークキャンプが計画され、南静園の初回ということで、過去のキャンプ経験者メンバーが選抜されました。山本さんはその一員だったのです。

このキャンプの実現までには前理事長藤原偉作が一〇数回にわたって南静園を訪問しているのですから、「二九年」というのは、好善社と入所者の交わりがそれ以上に長い年月であることを象徴していると言えるでしょう。

結果として山本さんの二九年ぶりの訪問に付き合うことになった南静園訪問で、私は彼らの経験した「二九年」の一端に触れることになったのです。

ワークキャンプのときに、すでに担っていた役割を、高齢になった今もなお、担い続けなければならない彼らの現実。自分より後遺症の重い入所者のために、園や国との窓口となり、島や沖縄県の老人会などとの交渉役を務め続けている彼らの「二九年」がずっしりと迫ってきます。

帰阪した今日、五月一五日は沖縄本土復帰三一周年の記念日と気づき「時間」の重さを感じるのです。

（21／2003年5・6月号）

千島染太郎さんとの別れ

六月二一日、午後七時頃に邑久光明園の金地慶四郎さんから、千島染太郎さんの訃報が入りました。

その日は、好善社が毎年開催している「ハンセン病を正しく理解する講演会2003」の当日。講師は光明園家族教会牧師の津島久雄さん。「ハンセン病療養所の今を生きる」というテーマで、予防法廃止、国賠訴訟勝訴判決後の療養所での生活や心境を気軽に語ってもらう企画です。

講演会は約八〇名の参加者に恵まれ、講演とフロアからの質疑応答などを交えて、とてもフレンドリーな雰囲気で終えることができました。

講演会後、津島さんを囲んでの夕食会。参加者有志と好善社メンバーで講師の労をねぎらっていました。そこに最初の電話があったようですが、にぎやかにしていたので携帯電話に気づかなかったのです。その間、金地さんは私の自宅などにも電話をしていたようです。食事を終え、津島さんを車で宿舎に送る途中で、携帯電話が鳴ったのです。

「二一日夕方六時過ぎに、千島染太郎さんが岡山の病院で亡くなられました。最近お見舞いにいった人からはすぐにでも光明園にもどってこられるだろうと聞いていたので、驚いている」と。

電話を聴きながら私は、今年一月に光明園を訪問したとき千島さんのお部屋を訪れなかったことを悔やみました。お目にかかったのはいつだろうか。二年ほど前になるかな、などと彼の顔と姿を私の記憶の中に探していました。

千島さんとの出会いは、もう四〇年前になります。私が学生として光明園に行き、ワークキャンプを重ねて三年目の夏のことです。キャンプの終わりに、確か播磨醇牧師に託されて、一枚の色紙が届けられました。

「涙に騙されても汗に欺かれた験しはない」

この言葉が、菰がこいをされた一本の赤い花の絵に添えられていました。(この色紙は私の手元にあります。)

かつて、療養所を訪れた多くの人々が憐憫と同情の対象として入所者を見下し、多くの涙を流して去っていった。いま、園内で汗を流している学生たちも所詮は彼らと同じではないか、もう涙には騙されないぞ、という冷ややかなまなざしで、彼は私たちを眺めていたのでしょう。

そんな彼からの言葉、「涙に騙されても汗に欺かれた験しはない」は私たちへの率直なプレゼントとなりました。

自分たちの流した「汗」が、しっかりと受け止めてもらえた、私たちの想像のできないほどの苦悩を背負ってこられた人生の先輩に認めてもらえたという喜びを、私は心の奥に刻みこんだのです。

それ以来、私は時々彼の部屋を訪問。夫婦舎の部屋には俳句や文学の本とともに、かわいい人形が数体飾られていました。あるとき、この人形のことをうかがうと、自分たちには子どもがいない。子ども代わりに飾っているのだと。子どもを産むことができないという療養所の夫婦の心情に、私は直面させられ、はっとしたのです。

彼は光明園自治会の機関誌「楓」に俳句、詩、散文など投稿する人でもありました。私も若いときは俳句や現代詩に親しんでいましたので、文学の話にもおよびます。彼は自分の書くものが「ハンセン病患者」が書いたものとして読んでほしくないと力説をしておられたのを強烈に記憶しています。自分の俳句も詩も、エッセーも一つの文学作品として、鑑賞してほしい。かつて「らい文学」というレッテルで世に出た作家もいるが、自分は納得できないと。


千島さんの訃報に接してから、私は葬儀への参列をあきらめていました。が、二三日当日の朝、私はなぜか葬儀に出たいという思いで目が覚めたのです。あわてていつも介助をしてくれる友人に朝の七時に電話をして、八時に迎えをお願いしたのです。快く承諾してくれた彼に自分勝手な願いを詫びながら、高速道路をひた走り、式場に到着したのは午前一〇時の五分前でした。

私は療養所での葬儀初体験。参列者は一〇〇名あまり。入所者と園長はじめ園関係者、園外からは数名というところでしょうか。電報が園外の方から二通。園外との交流も深かった千島さんにしては、さびしいかなと思いました。

遺影を拝み、ご焼香をしながら、高齢化した療養所の入所者との大切な交流は、その人が重い人生を生きてこられたことを覚えて、丁重な別れをすることだと思ったのです。


（22／2003年7・8月号）

療養所での葬儀への参列

療養所との長いお付き合いにもかかわらず、六月二三日の故千島染太郎さんの葬儀参列は、私にとってはじめてのことでした。ワークキャンプで出会い親しくしていただいた入所者が亡くなられたことは過去に何度かありました。訃報をいただいて弔電やお悔やみの手紙をご遺族に送ったこともあります。

しかし、療養所で営まれる葬儀に参列することはなかったのです。遠距離であること、急なことで時間が取れないなどともっともらしい理由をあげることができますが、よく考えてみるとこれはおかしなことだと分かります。

私の日常生活において、親戚、友人、知人などの身近な人が亡くなると、通夜や前夜式に駆けつけたり、葬儀や告別式には予定を変更してでも参列したりすることはあたりまえのことです。あるときには距離も問わず、重要な予定もキャンセルして参列し、故人との別れと遺族への弔意を表そうとするのです。このことは療養所の日常も同じです。その日常にいままで私は参与していなかったといえます。

今回の療養所での葬儀への参列は、私が療養所で親しくしている人とのかかわりを再考する機会になりました。

療養所でも、入所者が亡くなると葬儀が行われます。遺族はもとより友人知人、園の関係者などが参列して、故人との別れをします。これが療養所の日常の営みです。

これに参列してこなかった私にとって療養所は、若いときにワークキャンプを経験した場所、特別な思いを持って訪問をする場所、そこでかかわる人々と私はお互いに非日常の経験を分かちあう場所であったのです。私の日常からは少し距離があり、心地よい緊張感を持つことのできる非日常の空間であったということができます。

しかし、今回の葬儀は私を療養所の日常に引き寄せてくれたのではないかと思うのです。

私が属する好善社はその事業として、国内の療養所訪問と療養所教会の支援を大きな柱としています。療養所の入所者の平均年齢はどんどんと高齢化の道をたどっています。これは一五年ほど前にすでに、予測できていたことです。

現実に療養所でのワークキャンプができなくなって久しいし、元気のある療養所教会でも訪問は礼拝や祈祷会のときにあわせてほしい、広報誌は読む人がいないので送付しないでほしいなどの申し出、教会の事務や会堂清掃も自分たちでできなくなったとの報告を受けるようになって、ついに療養所は終焉期に入ったと実感するのです。

予測できた療養所の終焉期に際して、好善社は何ができるだろうかと考えてきました。その基本精神として「キリスト教の精神に基づいて、療養所の人々が最後の一人になるまで、自分たちの身を張って、看取っていこう」という思いを持っています。

これは言うに易いことですが、具体的な行動となると、決してたやすいことではありません。

自らの日常を省みて、自分の年老いた両親を看取ることと照らし合わせると、具体的な行動としてはまったくできないといっても過言ではありません。ボランティアである好善社社員が入所者の日常生活に付き添うことはまずイメージできないでしょう。毎日の療養生活に寄り添うのは、園で働くさまざまな職員であり、少しは元気な入所者であることは確かなことです。

そこで、療養所の日常の外にいる私たちにできることはどのようなことなのか、私の考えたのは、自分の日常のなかに「療養所で暮らす知人のこと」を覚える時間を組み入れることではないかということです。

ハンセン病を病み、家族やふるさとを捨て、強制隔離の生活を強いられ、後遺症を身に負い、それでも療養所のなかで生きた「その人」の人生をしっかりと心に刻む行動であると思うのです。

そのことを基本にして、足しげく療養所を訪問して、教会の集会に参加したり、部屋や病室で話をうかがったり、雑用のお手伝いをするなど、療養所の日常にお邪魔して、具体的行動を細く長く継続することが、私たちにできることではないだろうかと思っています。

私にとっては、この拙文を書くことも、療養所で暮らす知人のことを覚える作業として、私の日常に組み入れていきたいと願っているのです。

（23／2003年9・10月号）

「世間」という暴力

今年（二〇〇四）四月に起こったイラク人質事件は、被害者支援という視点から見ると、「世間」という匿名の暴力の存在を浮き彫りにしています。

イラクで拘束され人質として、犯人グループは人質の命と引き換えに日本政府に「自衛隊の撤退をしなければ、人質を三日以内に殺害する」を要求してきました。政府はすぐに「撤退はしない」と表明。被害者の家族は、緊迫感とどうしようもない不安の中で、政府に「自衛隊の撤退」を激しく迫りました。TVは被害者家族が激しく強い言動で政府関係者に詰め寄る映像を流しました。

このあたりから、マスコミやいわゆる「世間」の見方が激変します。それに便乗するかのように政府首脳から不快感を示す発言も飛び出してきます。

三人が解放された直後、ボランティア活動を続けますかというインタビューに答えて、高遠菜穂子さんが「続けます。今は、すごく疲れてショックなこともたくさんあるけど、イラク人のことを嫌いになれないのです」と泣きじゃくりながら述べている映像が流れました。

これに対して、小泉純一郎首相は、「これだけの目に逢って、これだけ多くの政府の人が救出に努力してくれたのに、なおそういうことを言うのか。わかりませんね」。

家族の言動に加えて高遠さんの発言で、「世間」の被害者叩きは加速されていったのです。三人が空港に到着したときの映像は、彼らはうつむきかげんで、しっかりと周りをガードされ、足早に移動していく姿を捉え、「自業自得」というプラカードも映していました。まるで犯罪被疑者の帰国のように見えたのです。

私はこの事件の映像を通して見つめていると、いまの日本の「世間」「世論」といわれている匿名の暴力の残酷さに憤りを感じています。

この被害者叩きに、昨年熊本県で起こったハンセン病回復者への黒川温泉宿泊拒否事件に対する「世間」「世論」の反応が重なって見えるのです。

黒川温泉での宿泊拒否事件も、「私は理解しているのですが、お客様（世間）のご理解がないので、ご遠慮ください」というホテル側の謝罪を入所者自治会は拒否します。被害者であるハンセン病回復者は、この謝罪をハンセン病に対する差別や偏見を認めたものではないと感じ、受け入れなかったのです。

その映像がＴＶでながれると、瞬時に、「世間」は「せっかく謝っているのに、拒否するなんて」「何様だと思っているのか」「そこまで言うことないだろう」「国の制度に守られていることを忘れたのか」「世間に迷惑をかけているではないか」などという批判の声が浴びせられます。現実に菊池恵楓園の自治会に寄せられた手紙は、批判の域を超えて、非難、誹謗中傷、罵詈雑言、差別発言にまで及んでいると聞いています。これらの「世間」という匿名の発言が、最初の被害だけではなく、二次被害として被害者やその家族をさらに苦しめるのです。

まさにいわれなき偏見・差別の温床、それが「世間」「世論」といわれるもので、社会が長い歴史の中で築いてきた暗黙の規範なのです。

被害者や家族がいわれなき事件に遭遇し、不安や危機感でパニックになり、激しい発言をする。自分を当事者の立場に身をおいて想像すれば、その心情は十分理解できるものです。しかし、「世間」はその心情に寄り添い、パニックの中に自分も身をおくことができないために、その場から一時的に逃げ出す一つの方策なのかもしれません。

被害者や被害者の家族が、悲しみにくれ、打ちひしがれ、涙を流していると、同情と理解が寄せられます。しかし、声を荒げ、政府の判断や他者の行動を責め、表面的な謝罪を拒否し、被害者自身が気持ちを強く表現すると、たちまち、「世間」という暴力が牙をむきます。

被害者が従順でおとなしく、弱者であり続ける限り「よき理解者」として同情するが、感情をあらわにし、激しい表現で人権回復の主張をすると、牙をむく「世間」。それが私たちの社会であることを思い知らされたのです。

私たちが偏見や差別のない成熟した社会をつくるためには、「世間」の持つ暗黙の規範に気づき、このような事件のたびに、何はさておき、しっかりと被害者のショック、不安、恐れ、悲しみなどの感情に寄り添える「共感する力」を育てなければならないのではないでしょうか。

（27／2004年5・6月号）

尊厳をもって関係を築きなおす

いま改めて、正しく理解すること

「一九六〇（昭和三五）年は、もはやハンセン病は隔離政策を必要とする疾患ではなくなっていた」とした熊本地裁のハンセン病国賠訴訟判決は、私自身のハンセン病療養所や入所者との関わりを問い直す契機となったのです。

同じ年の七月に、学生であった私は、緊張した面持ちで一〇数名の仲間とともに邑久光明園を訪れていたのです。

園に到着すると、療養所の本館で園長に挨拶をし、ハンセン病についてのオリエンテーションを受けたのです。

その場で、ハンセン病はプロミンという薬の発見で治る病気となり、感染の可能性も極めて低い病気であるとの医学的な説明によって、ハンセン病への偏見に支配されていた私たちは、すこし肩の力を抜くことができました。

ところが、私たちが園内に一歩足を踏み入れようとすると、ハンセン病は安全ですよという説明を裏切るような作法が提示されたのです。

例えば、「患者地帯」に入るときは本館の更衣室で、ワーク用に用意した衣服に着替えること、ワークを終えて職員地区にある宿舎に帰るときは、手をよく洗い爪の間はブラシできれいにする。その後入浴をして衣服を着替え、宿舎に帰ることなど。教会での集会には入所者の玄関でなく、礼拝堂左奥にある訪問者用の入り口から入り、畳敷きの会衆席の左奥に高さ七〇センチぐらいの腰板で仕切られた訪問者用の椅子席に座るように指示されたのです。

この作法は、ハンセン病が負わされた偏見の歴史から作り上げられてきたものでしょう。医療従事者も客観的知識とギャップのある作法から抜けきれず、ましてや今までにない宿泊を伴った学生の滞在については、園内の作法にできるだけ忠実に従うことが暗黙のうちに求められたのであろうと思われます。さらにはその作法に従うことで、学生の恐怖感を和らげるという意図もあったかと思うのです。

ワークキャンプが回を重ねるごとに、これらの作法は崩れていきます。いつの頃からか、学生たちは普段着で礼拝堂正面の玄関から入り、会衆席に入所者とともに座って集会をするようになって行きます。さらに年を経て、キャンプに来た卒業生が結婚をした相手を連れ、幼い子どもを連れて訪問する姿も見受けられるようになってきます。一般社会と入所者との交流が深まるごとに、療養所のかつての作法は切り崩され、療養所内でも医療従事者が持っていた暗黙の作法は急速に改められていきます。

ところが一方で、ハンセン病にかかわる人々のなかに、ハンセン病がいつまでも「治らない病気・恐ろしい病気」でなければならないと願う思いが残存していたのです。

およそ一世紀に及ぶ「らい予防法」による強制隔離政策は、社会の偏見を強化し続け、ハンセン病にかかわるためには、身を捧げる決心で飛び込むという英雄的な決断が必要であったのです。過去に療養所にかかわった医師、看護師、宗教者の著名な人々の紹介には「献身」という言葉が添えられています。

歴史をふりかえると、キリスト教は早くからハンセン病を病む人々に関わりを持ってきました。それは、「治らない病気・恐ろしい病気」という偏見による差別によって社会的にも心理的にも多大の不利益を負わされ人々を保護し、こころの安らぎを願って、外国の宣教師たちが日本のハンセン病事業を立ち上げていくのです。当時は、崇高で英雄的な仕事として価値あるものとされていました。私が光明園を訪問した一九六〇年前後もその風潮は色濃く残っていて、学生が強制隔離政策下の療養所に滞在することも、ある意味では画期的なこととして評価されたのです。

しかし、入所者の粘り強い闘いによって、ハンセン病が普通の病気となった今日、過去の「献身」の価値は薄らぎ、重大な決心をして飛び込んだ献身者の評価も無とされる時代が訪れたのです。

長い間、療養所とかかわり続けた私も、いまここで立ち止まり、過去の評価やその価値を守ろうとしていないか、ハンセン病が「治らない病気・恐ろしい病気」であってほしいと無意識に願っていないかと問いかけています。

いま改めて、ハンセン病を普通の病気として正しく理解することと、日本の社会が病気への誤った政策によって本人だけでなく家族をも巻き込んだ偏見や差別を重ねてきたことをしっかりと心に刻みたいと思います。そして、いまも、これからも入所者の方々と尊厳をもって関係を築きなおすことが、最優先の課題であると考えています。

（29／2004年9・10月号）

複合被害は今も続いている

厚生労働省は、国賠訴訟勝訴判決を受けて、二〇〇二年秋、日弁連法務研究財団に委託して「ハンセン病問題検証会議」を設置し、ハンセン病政策の過ちを多角的に検証し、再発防止策の提言策定の作業が進められています。

私がこのことを知ったのは、同検証会議から私の属している社団法人好善社に送られてきた質問書です。そして後日、療養所教会にかかわってきた好善社理事が、東北新生園で同会議の参考人として意見陳述を行いました。私は同会議の議事録がインターネットで公開されているのを知り、少しずつ閲読し始めました。

そんなとき、今年一〇月六日の朝日新聞の「私の視点」欄に、同検証会議副議長の内田博文さん（九州大学大学院教授・刑法）の文章「ハンセン病提言実現のため検証機関を」が掲載されていました。

検証会議での作業はすでに全国の国立療養所で、八〇〇人近い人々からの聞き取り調査を実施し、最終段階に入っているとのこと。その文章の主旨は検証会議で出される提言が、無駄にならないために第三者による検証機関の設置を求めているのです。しかし私は、前文である次の部分に注目したのです。

【調査から浮かび上がってきたのは、戦前よりも医療・福祉の保障などが打ち出された戦後になって全患者隔離が実現されたため、園外での患者やその家族らへの差別や偏見といった「社会被害」に加え、断種や堕胎、結婚させない等々の「在園被害」を生み出したということだ。

この複合被害は今も続いている。強いられた忍従に対し、入所者らが立ち上がろうとすると、社会の側はそれに反感を示す。熊本県内で起きた温泉地のホテルによる入所者宿泊拒否事件などに見られるように元患者らへの差別や偏見は根強いものがある。】

国賠訴訟勝訴後のハンセン病回復者（入所者・元患者）への支援は、この複合被害の被害者という視点をしっかりと持たなければならないと私は思っています。

一般的に、軽い病気であれ、重篤な病気であれ、患ったことが分かれば、不安、恐れ、心配、絶望、悲しみなどの感情にとらわれます。病気を患った本人は社会からどんどんと取り残されたような気持ちになり、孤独感にさいなまれていくのです。しかし、このような病人を家族や愛する人がつながりを持ち支えることで、病人は回復への勇気を得たり、癒されたり、完治しないとしても自分の人生に尊厳をもって生きていこうとするのです。

今日の社会では、ガンをはじめとする病気の多くは、宣告されたとしても家族や親戚に迷惑がかかると、本人も周りの人々も思わないでしょう。

しかし、ハンセン病は例外でした。宣告を受けると本人はもとより家族も迷惑がかかると思い、本人自らが家族と縁を切り、家を捨てて故郷を離れる決心をいやがうえにもしなければならなかったのです。不安と絶望のうちにいる病人を、家族や愛している人が守りたくても守れない状況においやられたのです。

これが私たちの歴史のなかで培われたハンセン病に対する偏見による「社会被害」です。今日もなおハンセン病回復者に、重く冷たくのしかかっているのです。

この「社会被害」に拍車をかけたのが、一九〇七年に成立した「らい予防法」です。さらに一九五三年に絶対隔離、断種、逃亡罪の罰則強化と改悪されたことで、ハンセン病は強制隔離しなければならない病気という誤った知識を社会に植えつけたのです。

一九四七年、新薬プロミンの使用でハンセン病は治る時代となり、一九五一年の「全国ハンセン病患者協議会」(全患協)が結成され、らい予防法闘争が激しく繰り広げられたにもかかわらず。予防法は改悪されるのです。強制隔離が継続強化され、「在園被害」も深化したのです。

二〇〇一年、国家賠償請求訴訟の熊本地裁は、「国のハンセン病患者に対する隔離政策は違憲」と断定し、同法の早期見直しを怠った旧厚生省と国会議員の責任を全面的に認める判決を下しました。

私たちがハンセン病回復者の人権啓発に取り組むに当たって、彼らを社会と国の政策が作り出した「被害者」であることをしっかりと認識する必要があると思います。

そして、①ハンセン病を科学的に正しく理解すること。②ハンセン病が背負ってきた社会的偏見と差別の歴史を知ること。③回復者一人ひとりの人生の物語に耳を傾け、苦渋に満ちた人生からいのちの尊厳を学ぶことです。


(30／2004年11・12月号)

療養所の看護・介護職の大切さ

「最近、足が不自由になり、気をつけないと転びやすいよと注意をしていた人。本人は今までは比較的元気で、自由に歩き回っていたので、不自由になったことを認めたがらない。

看護師の自分だけでなく、他の職員も注意をしていた。ある日、その人が、自分の目の前で、ドタッと倒れて、顔を打つ。『痛いっ！』……さて、あなたはどのような言葉や行動をとりますか。」

講師はこんなケースをゆっくりと読み上げます。参加者は、一人ひとり、自分がこの看護師であったらどのような言葉や行動をとるかをメモ。できるだけ直感的に、日ごろ自分の使う言葉や行動で具体的に書くように勧めます。次に小グループになり、一人ひとりがメモしたことを、実際に声に出して演じてみます。

「痛かったね、大丈夫……」「痛いでしょ！　気をつけないとね」「いつも言ってるでしょ！　気をつけないからよ！」「大丈夫かな？　そろそろ自分の状態を分からないとね」「痛いね。注意していても躓くようになったね」「痛かったよね。転びそうになったら、助けを呼んでいいのよ」などなど。

参加者の数だけ、応答行動があり、どれが正解だというコメントはありません。参加者はお互いの応答行動の分かち合いをとおして、自分の行動のクセとその背後にある自分自身の感じ方や考え方への気づきを深めるのです。

特に、自分の取ったとっさの行動（態度）を明らかにすることによって、自分自身の考え方や価値観が浮き彫りになってきます。看護・介護の現場にいる援助職は、意識するしないにかかわらず各自それぞれの人間観を持っています。この応答行動の明確化によって、自分の人間観が障害を持った相手に対峙する態度や姿勢と、どの程度一致しているのかを点検し、援助の質の向上に役立てるのです。

これは一九九八年一〇月に国立療養所邑久光明園で行われた研修の一こまです。この講師が筆者の私。参加者は同療養所の中堅看護職約二〇名（内男性二名）です。

私が対人関係研修の依頼を光明園から受けたのは一九九六年。初年度は看護・介護職への講演を頼まれました。次年度は一般看護職研修と師長職のケース研究でした。

私は学生時代に、ワークキャンプで光明園と交流を持ち、卒業後、好善社社員・理事としてワークキャンプなどの活動に参加しました。一方で、本職の大学職員の仕事と人間性心理学を基礎にした対人関係訓練の学びを重ねてきました。この看護職研修は、後者の学びを用いた療養所とのかかわりであったのです。

加えて言うならば、私自身が三〇数年前に進行性筋萎縮症（遠位型ミオパチー）を発症。少しずつ両四肢の筋力が低下し、一〇年前から車椅子を常用する生活となりました。障害を持っての生活から見えてくるものがたくさんあり、前述の研修は私自身の体験にヒントを得たものです。

二〇〇一年の国賠訴訟勝訴以降、ハンセン病とハンセン病回復者への関心は高まっています。マスメディアでは回復者の里帰りや残存する偏見・差別をテーマにしたドキュメンタリーが放映され、隔離政策によって閉ざされていた回復者の心と療養所が社会に開かれていく様子が伝えられるようになりました。療養所を訪問する人や、里帰りや人権啓発のボランティアも増加していると聞きます。

私の属している好善社も高齢化していく療養所の方々との交流を今まで以上に深めていきたいと願っています。

しかし、関心を持って療養所を訪れるものには限界があります。一時的で、短い時間での交流です。入所者の日常生活のそばに居続けることはできないからです。

入所者のそばで日常的に生活全般に目配りをし、細かいところまで介助をしているのは療養所の看護・介護職です。その方々が看護・介護の質を高め、入所者に尊厳を持って接する努力することを願うことは、入所者の日常生活の質（ＱＯＬ）に大きな変化をもたらします。

そのような看護・介護職が育つことによって、高齢で後遺症による障害を負った入所者が人間としての生活を取り戻し、大切な人生の終わりのときを誇りたかく生きる機会を保障することになるのです。

　私は光明園の看護職研修にかかわり、入所者の日常生活に寄り添う人々の働きとその苦労や努力の一端に少しばかり触れることができました。今後、看護・介護職が誇りを持ってその働きに力を注げるように、地域社会がしっかりと支える、それが回復者の人権回復につながるのです。

（31／2005年1・2月号）

療養所で生きた人々のいのちを引き継いでいく

「いのちはその人個人のものであろうか？　そうであるなら、自分で自分の死を決めてよいのか。これにも疑問が残るのだ。私は自分の経験から、それはちがうと思う。一人のいのちは多くの人々の心の中に分配されて存在している。分配されたいのちは分配された人のものである。」

　これは、柳澤桂子さんが書かれた文章の一部分です。（朝日新聞二〇〇五年一月一一日、『宇宙の底で――いのちは誰のものなのか』）

柳澤さんは、一九六〇年にアメリカに留学し、分子生物学に出会い、三菱化成生命科学研究所で、ハツカネズミの先天性異常の研究に従事。三〇代より激しい痛みと全身のしびれを伴う原因不明の病気で同研究所を退職。病床で科学エッセーを執筆され、「二重らせんの私」「お母さんが話してくれた生命の歴史」「遺伝子医療への警告」「癒されて生きる」「生と死が創るもの」などを出版。九九年に薬の新しい処方により奇跡的な回復をとげられた人物です。

私は柳澤さんの著書に触れるたびに、いまここに存在する「私」といういのちのことを考えさせられるのです。次の言葉も遺伝子研究に基づいて、いのちの尊厳を明言しておられます。

「また『私』という存在は、四十億年の間、とぎれることなくDNAが複製され続けて生まれたものである。いのちは自分だけのものではないということと、想像を絶する長さの歴史を持っているということが、いのちが尊いゆえんであると思う。」

柳澤さんのこれらの言葉は、最近、認められつつある安楽死への疑問を投げかける文脈の中で発せられています。アメリカの一部の州で認められた「安楽死法」の条件は患者に死期が迫っていること、激しい苦痛がある状態であることだ。柳澤さんは、死ぬ見込みもなく、激しい苦痛にある人は苦しみ続けなければならないのかと問うのです。

私は、「死ぬ見込みもなく、激しい苦痛」という言葉に出会って、すぐに思い浮かんだのが、ハンセン病を病んで療養所で生きた人々のことです。

ハンセン病そのものでは死には至らないし、痛みも激痛ではない。しかし、病気を病んだというだけで、本来人が日常の生活を営むべき居場所である家族や地域社会から引き離され、いやおうなく療養所に隔離。完治する病気となってさえ、偏見と差別によって社会復帰も家族のもとへも帰ることができない。療養所という社会の中で少しでも人間らしく生きようとして、結婚を選んでも断種手術や中絶を強要されて、子どもを持つことさえ許されない。身体の痛みとはまたちがう次元での苦痛、精神的苦痛、人間としての存在を脅かす苦痛です。

過去、療養所で絶望と精神的苦痛によって、自暴自棄になり人生を捨て、自らのいのちを絶った人々が数知れずあることも覚えています。一方で、キリスト教などの宗教で癒され、救われた人々、文学や芸術に出合って希望を見出した人々もあります。

ハンセン病をかつて病んだ人々のこと、現在、ハンセン病による後遺症と高齢による不自由さを抱えながら療養所で生活する人々のことを思いつつ、私はこの「いのちが分配された人のものでもある」という言葉が胸に響くのです。

若いときにハンセン病療養所にかかわり、そこで出会った人々から、ハンセン病の苦しみだけではなく、社会被害と在園被害にも苦しんできた人々の物語を聞いてきました。いま、ふりかえってみると、私は療養所の人々からたくさんの掛け替えのないいのちの分配を受けていたのです。

このいのちの分配は、「ひと」の生物として特徴をもたらす遺伝子情報だけではなく、そこには人間が習得してきた文化的な情報も遺伝子の奥底に蓄積されているのです。四〇億年も営々として複製を重ねてきた遺伝子、そこには人間が人間となっていく情報が凝縮されていると考えられます。二一世紀の今を生きている「私」は四〇億年の歴史を持った存在であるのです。

私にできることは、これからも療養所の人々と交流し、その人の物語を聞くことです。また、残された文学や記録を読むことです。その作業によってハンセン病という社会的な病気を背負って生きたその人固有のいのちを分配していただけるのだと思います。分配されたいのちを私の遺伝子の奥底に蓄積し、私自身がまた誰かにいのちを分配するという連鎖を起こしていければと願っています。

療養所で生きた人々のいのちを引き継いでいく。そんな目に見えない働きを静かに担っていきたいと思うのです。

（32／2005年3・4月号）

私の病気、筋萎縮症を通して

今回と次回は、六月（二〇〇六年）の中旬、東京と群馬にある電話相談機関の公開講演会の講師を頼まれました。その時の講演のエッセンスを紹介させていただきます。

「受容と共感」というテーマを与えられ、何を話そうかと考えた末に、私がどのように病気や障害との付き合ってきたかをふりかえり、そこから「受容や共感」を考えるヒントを読み取ってもらえればと考えたのです。

＊

私の二〇歳代後半は仕事にも恵まれ、結婚して長女誕生という時期だったのですが、一九六九年に激変します。

この年の秋、ドイツで感覚訓練を勉強してきた友人（邑久光明園での第一回ワークキャンプのリーダー・辻井正）が、私の職場を訪ねてきたのです。迎えに出た私の歩き方を見て、彼は、開口一番、「最近つまずきやすくなったんじゃないか？」と言って、専門医の診察を勧めたのです。突然のことで、彼の勧めを受け入れるには一カ月ほどの時間を必要としました。意を決して受けた診察は、鳥の羽で皮膚を触ったり、歩いたり、針をさして筋肉の力を調べる検査などです。診察後、「進行性の筋萎縮症に間違いありません」と医師から宣告されたのです。初めて聞く病名。徐々に手と足の筋肉が衰えていくだろう。現在は原因も治療法も分かっていないと。私には非常にショッキングな宣告だったのです。

その後、内科医の定期検診を受けるために毎月一回通院する生活が数カ月続きます。当時の私は、まだ足を少し引きずるくらいで、病気と言わなければわからないのですが、通院のたびに自分がだんだん病人になっていくことに気づきはじめていたのです。

そんな時に、「あなたが病気だと聞いてとても心配です。毎日、あなたのことを覚えて祈っています」という便りが届きました。発信人は邑久光明園家族教会だったのです。

この便りに私ははっとさせられたのです。彼らの生き方に照らして、いまの自分をみると、不自由さは少ないし、社会生活も支障はない、多少の機能低下はあっても社会的差別も受けていないし、生きる能力はたくさん残されていることに気づかされるのです。この便りが病人になりかかっていた私を救ってくれたのです。

この時期の私は、治らないと言われているけれども、何か治療法はないかと、整体や漢方、民間療法などを試みる一方で、仕事に熱中し、「多少歩くのは不自由だけれど、元気なんだ、気にしないでおこう、やれることを精一杯やろうなどと、病気を見ないでおこう」としていたかも知れません。それが私のエネルギーになっていたのでしょう。

そして一九九三年頃には、本棚から本を抜いて机に置くという動作や階段の上り下り、ボタンをかけるという些細な動作ができなくなってきます。不自由さが現実のものになってくると、進行性筋萎縮症という病気ともう一度向かいあわなければならないと、覚悟を決めたのです。

その夏に、検査入院をし、病気の現状と今後の進行について専門医の診断を聞くことをしたのです。その結果、私の病気は筋萎縮症で、身体の一番心臓に遠いところから進んでくる遠位型という筋因性の疾患と再確認されます。今後も徐々に進行するので、進み具合を見ながら上手に付きあっていくようにということで現在に至っています。

私の病気との付きあい方をふりかえってみると、この病気を「疾患」としてとらえ、何か原因があって治療法があると思って努力していた時期があり、心身ともに病人になっていた時期があり、病気による後遺症あるいは慢性の病気のために機能低下や機能不全がおこり、社会的な生活に不自由さをもたらす病気であると理解する時期があったように思います。

そんな病気や障害を持ちながら生きることはどんなことかと考えていたときに、heal つまり「癒し」という言葉に出会います。この言葉の語源は、whole（ホール）全体です。heal（ヒール）「癒し」とは、全体の中に存在すること、ひとつのつながりの中にいるという意味となるのです。病気や障害による不自由さや機能不全があっても、個人として孤立した存在ではなく、人に受け入れられ、人に支えられ、自分の個性が個性として認められ、そして自分自身もこの世に生きている唯一の人間として自分自身の価値を認め、人とのつながりの中にあることを自分自身が認識している状態を「健康」というのです。「癒し」heal に、th をつけると health（ヘルス）「健康」になるのです。

（31／2006年7・8月号）

病気や障害を受けとめる

私自身の病気との付きあい方をふりかえってみると、三つ状態をたどってきたと言えます。

病気が分かった頃は一所懸命、治療を求めて、民間療法や断食療法、鍼灸、整体、漢方などとさまざまなことを試してみました。残念ながら治るという確証は得られていません。次に、ハンセン病療養所にいる人たちから「覚えて祈っていますよ」という短いメッセージによって、ケアされる経験をしたのです。支えてくれる人がいる、ちゃんと見ていてくれる人がいることによって私は病人であることから立ち直ることができたのです。その後、病気を直視しないでがんばっていた時期もあります。

もう一度自分の病気と向かいあわなければならなくなったとき、ケアされるだけでは、どうしても受容ができないのです。障害を持ちながら自分の病気を治すということはどういうことなのかと考えはじめます。

ここで私がたどり着いたのが、heal「癒し」の三つの段階です。これは中村雄二郎著『臨床の知とは何か』(岩波新書、一九九二)をヒントにしたものです。

一つは、自分が置かれている状況、つまり病気になったという状況を客観的に認識する、自分の問題として受け止めて、自分に与えられた特定の状況あるいは固有の身体的状態として受容するという段階です。これは病状が進むたびに何度もそういう認識をしなければならないのです。これを「客観的受容」と呼んでおきます。

次に、この身に降りかかった病気と障害を一つのシンボルとして受け取って、その意味づけを考える段階です。

なぜ自分にこのような病気や障害が与えられたのか、自分の不摂生でもなく、他人のせいや親のせいにすることもできない、ましてや前世のせいにもできない、この病気が自分という肉体に与えられたのはそれなりに意味があるのではないか。これを「受動的受容」と名付けます。

私は、病気がだんだんと進んでくる中で、「おまえに病気と障害を与える。おまえはどういう生き方をするのか」という問いかけを受けたと思える時があったのです。この病気を自分に対するひとつの問いかけとして受け止め、この病気と障害を生きてみよう、それが大きな問いに応えることではないかと思うようになったのです。

私は一八歳の時にキリスト教の信仰に入りました。それで言うと、神様から与えられた「問い」であると受け取っています。私のいまを生きる「バネ」になっています。

三つ目の段階は、意味ある大きな「問い」を生きること、私に与えられた病気や障害という苦しみを身に負いながら人とのかかわりの中で行動してみる、不自由な生身の自分を周囲にさらして生きてみる。これが自分自身の「生きかた」そのものなのです。これを「受動的能動」と言います。

この三段階を繰り返しながら生きることが、私のheal「癒し」だと思います。いまは、自分に与えられたひとつの問いかけに応える行動として、障害を持った生身を人々の視線にさらして生きてみるというところに、私はいるように思います。

病気や障害という状態を身に受けて、あるいは働きかけを受けて、自らが選択した意味を、人と人とのかかわりの中で、生身の自分を周囲にさらして、生きてみる。この全部の段階を「受苦的能動」という言葉で表現し、私のheal「癒し」の内実としてとらえています。

私はこの受苦的能動という癒しの営みの中で、「自分には不自由さがあり、できないことがあっても、自分の価値はひとつも変わらないし、生きることの価値も変わらないんだ」という自尊感情が育っている実感を持っています。このような自己肯定感が「いのちの質」あるいは、「いのちの尊厳」という感覚なのではないかと思います。

私の経験をふりかえって、受苦的能動という難しいことを述べましたが、このことは、ハンセン病を背負った入所者のお一人おひとりが、先達として歩いておられるのです。しかし、先達と私の「受苦」の間には、家族や地域社会から偏見と差別という社会的被害という点において、質的な開きのあることを痛感しています。

（40／２００６年９・10月号）

好善社の活動新しい展開

タイ国の療養所でのワークキャンプ

新年のお慶びを申し上げます。

私の担当する連載「長島との出会い」シリーズも、四〇回を重ねてきました。初回は二〇〇〇年一・二月号ですから、八年目を迎えています。

いま、一回目の文章を読み返すと、私が二〇歳の時に光明園でワークキャンプに参加し、感想文として書いた稚拙な詩を紹介するところからこの連載がはじまっています。

ハンセン病療養所とそこに暮らす人々との長いかかわりがはじまり、そして、そんな若者が六〇歳になるまで、どのような生き方をしてきたかを報告したいとの思いで、拙文を重ねます。

てきました。これは読者の皆さんと、「楓」誌の編集者の励ましによるものと感謝しており

毎年一二月中旬、喪中の葉書が届きますが、その中に、療養所からの葉書も含まれており

ます。ワークキャンプ以来の親しくしていた方やその奥様が亡くなられたことが文面に記さ

れています。

好善社の社員による電子メールの交信の中にも、各自がワークキャンプで出会って以来、

親しくしている方々の消息が報告されます。そこには、訃報あり、骨折で入室された、生活

習慣病の合併症で弱っておられる、少し認知症の症状がでてきたなど、加速度的に加齢が進

行している様子が手に取るように伝わってきます。つい先月まで、比較的元気で、自治会の

役員や教会の役員をしておられた方が、もう働きができないといって引退をされる。訪問を

しても前回の訪問のときは元気だったのに、お話しもできなくなっておられる。療養所の外

にいるものから見ても、入所者の高齢化は加速度的に進行していることを認めないわけには

いかない状況です。

これからの療養所、とりわけそこでハンセン病による後遺症を持ちながら日々の営みをさ

れている人々に、どのようにかかわればよいか、私にも好善社にも名案はありません。しかし、国内においては時間を見つけて、そっと療養所を訪れ、親しい人のお顔を見に行くこと、療養所教会が礼拝を続けられるように支援をすることなど、今できることを地道に続けることだと思っています。

好善社が国内療養所でのワークキャンプを実施できなくなって久しいのですが、近年、タイ国の療養所（コロニー）でワークキャンプを実施しているのです。

好善社がタイ国のハンセン病への取り組みをはじめたのは、藤原偉作前理事長が一九八二年にタイ国を視察、ハンセン病コロニーに患者搬送用の自動車を寄贈、教会堂寄贈、理学療法士の日本研修、コロニーでの働き手の派遣を続け、看護師として派遣されている阿部春代社員は一七年目を迎えようとしています。その間に、仏教国であるタイに、キリスト教精神に基づいたチャンタミット社が一九八七年に設立されました。これはキリスト者の医師カンチャナ女史が藤原理事長と出会いによって生まれた団体です。タイ国のハンセン病の患者とその家族を支援することを使命としています。チャンタミット社と好善社は姉妹団体として交流を続けています。

このような経緯で、一九九二年に好善社は、チャンタミット社の協力を得て、社員によるワークキャンプをタイ国ノンソンブーン・コロニーで開催します。

このワークキャンプは、好善社とチャンタミット社の相互理解を目的とし、二〇〇一年まで計四回実施。その目的を果たして終了。その後、二〇〇三年に、私が理事を務める学生主体のNPO法人ブレーンヒューマニティーの要請を受けて、好善社が協力をした「高校生のためのワークキャンプ」をノンソンブーンで実施。その経験をヒントにして新しく企画したキャンプが、二〇〇五年と二〇〇六年に実施された「タイ国青少年ワークキャンプ」です。

次号からワークキャンプの新しい展開を紹介します。

私のハンセン病とのかかわりの原点が邑久光明園でのワークキャンプであったように、現在の好善社の原点は全国療養所でのワークキャンプです。それは現在の好善社を支える社員や賛助会員の多くが、療養所でのワークキャンプ経験者であることからも証明できます。

ワークキャンプは、若者をハンセン病とのかかわりに導く大きな力を持っています。すでに二回のキャンプには高校生、大学生、若い社会人が、延べ二一名参加し、タイ国の青少年と出会い、ハンセン病とかかわりを持とうとする新しい世代が育ちはじめているのです。

（41／2007年1・2月号）

ワークキャンプの理念

かつて好善社は、関西学院大学宗教総部によって実施された光明園でのワークキャンプに刺激され、故藤原偉作理事長が先頭に立って、一九六三年、愛生園で「第一回学生キリスト者ワークキャンプ」を開催して以来、全国の療養所でワークキャンプを行ってきました。回を重ねて、「第五八回全国学生社会人キリスト者ワークキャンプ」を一九九四年に栗生楽泉園で開催したのが、本格的なワークキャンプの最後ではなかったかと思います。

すでに療養所の高齢化が始まり、ワークキャンプを受け入れることが困難となってきました。療養所側の受け入れの負担を軽減する形で、名称を「交流キャンプ」と改め、一九九七年に「第五九回交流キャンプ」を多磨全生園で、一九九八年に「第六〇回交流キャンプ」を栗生楽泉園で開催し、三五年にわたる療養所でのワークキャンプは幕を閉じたのです。

その間、全国一〇カ所療養所を開催地とし延べ約千名の学生と社会人が参加し、療養所でハンセン病を病んだ人々の現状とその人生に触れたことは確実な事実です。

故藤原理事長は、ハンセン病療養所の門まで連れていくのが自分の仕事であること、そこから先、ハンセン病および入所者とどのように関わるかは参加者一人ひとりが選ぶことだと繰り返し述べていました。門まで連れていく中心的な役割を担ったのがワークキャンプだったのです。

キャンパーの中から、賛助会員として好善社を支えるもの、さらに好善社社員、理事として活動を担い、療養所訪問や啓発活動に息長く取り組んでいるメンバーが育っていきます。キャンプ後、好善社とは直接関わりを持たなかったけれども、ハンセン病の啓発活動、入所者の人権回復活動、個人的な訪問・交流活動を息長く続けている元キャンパーが数多くいることも報告されています。

国内でのワークキャンプが終了してから、すでに八年を経過していますが、療養所の高齢化は顕著となり、好善社の働き手である社員も年齢を重ねております。好善社もいましばらく国内の療養所を見守り、交流を続けるためには若い世代の育成が最優先課題なのです。

そこで、三五年間にわたって積み重ねてきたワークキャンプの理念やノウハウを活用することが有効であることに気づいたのです。

好善社が築いてきたワークキャンプの理念を整理してみると、次の二つに集約されます。

（1）ハンセン病療養所に身を置き、入所者とともに働き、話を聞き、ハンセン病の実態を知ること。
（2）ワーク（汗を流すこと）を通して自らを問い直し、入所者の背負ってきた苦悩の一端に触れ、隣人となる手がかりを探ること。

このワークキャンプの財産を活かし実施したのが、タイ国の姉妹団体チャンタミット社との相互理解を目的としたタイ国のコロニーでのワークキャンプです。両社の社員を参加者として、一九九二年から二〇〇一年まで計四回実施。その目的を達成して終了したのです。

その後、二〇〇三年に、私が理事を務める学生主体のＮＰＯ法人ブレーンヒューマニティー（西宮市）の要請を受けて、高校生のためのワークキャンプをノンソンブーンで実施したことからヒントを得て、企画されたのが「タイ国青少年ワークキャンプ」です。

タイ国青少年ワークキャンプのねらいは、次の通りです。
（1）国内で行われてきた好善社のワークキャンプの理念を継承したワークキャンプをタイ国において実施する。
（2）いまの日本の青少年はキリスト教会に魅力を感じていない現状の壁を打ち破る一助としたい。
（3）海外でのボランティア活動は、日本の若者に強いインパクトを与え、タイ国の青少年との交流も大きな学びが得られること。
（4）タイ国のコロニーの入所者とその家族の生活に接し、ハンセン病の理解を深めること。
（5）ハンセン病コロニーでのワークキャンプを通して、彼らに「生きる喜び、活かされる喜び」を味わってもらいたいと願っているのです。

タイ国の受け入れ団体チャンタミット社もワークキャンプが療養所の青少年への教育に有効であることを認め、さらに療養所の住民にも大きな影響をもたらすことを願って両社による計画が具体化されたのです。

このキャンプの実現には、二〇年に及ぶ好善社とタイ国チャンタミット社とのつながり、派遣している阿部春代看護師の継続した働きという貴重な財産が活かされ、十分に用いられていることは言うまでもありません。

（42／2007年5・6月号）

タイ国青少年ワークキャンプ

「タイ国青少年ワークキャンプ」は、二〇〇五年と二〇〇六年に開催されました。今年二〇〇七年も第三回目が実施されます。当初は、隔年の実施を考えていたのですが、参加した日本の若者とタイ国の姉妹団体チャンタミット社の反応によって、毎年の事業となろうとしています。

国内療養所でのワークキャンプは、「交流キャンプ」と名前を変えて一九九七年に多磨全生園で第五九回、翌九八年に栗生楽泉園で第六〇回を開催し、その歴史を終了。

一九六三年、長島愛生園での第一回から国内一〇カ所の療養所で実施し、その参加者は約千名を数えることとなったのです。同年、このすべてのワークキャンプに責任者として参加し続けた藤原偉作理事長が享年七〇歳で死去。このワークキャンプは名実ともに幕が引かれたのです。

好善社では、このキャンプの理念を引き継ぐプログラムの模索が数年続き、その間に、好善社社員によるタイ国でのワークキャンプが行われましたが、若者をハンセン病の療養所に結びつける企画とはならなかったのです。

そして、ついに二〇〇五年、若者をハンセン病の療養所に結びつけ、タイ国の青少年との交流をねらいとしたワークキャンプがタイ国の姉妹団体チャンタミット社と協働して実現したのです。

【第一回タイ国青少年ワークキャンプ】

実施期間は二〇〇五年八月九日～一六日、開催地はタイ国ジャンタブリ県ドンタップ・コロニー。そのうち、ワークは一二日～一四日であったのですが、日本からのキャンパーは四つの療養所を訪問し、ハンセン病の病院およびチャンタミット社の経営する療養所内の保育所と教会を訪れて、入所者とその家族との交流を深めたのです。

好善社側の責任者である三吉信彦理事の報告書には、開催前は、「少なからず不安をもって企画したワークキャンプであったが、終わってみれば大成功だったと言えるだろう」と述べています。

続けて三吉理事の報告書の「まとめ」を引用してみます。

今回第一回目を実施して、確認出来たことは、

一、日本からの参加者は高校生三人、大学（院）生四人、社会人四人であったが、年齢が低いほど、彼らが受けたインパクトは強い。参加者全員が帰りたくない、次も参加したいと感想で述べている。高校生にこの企画が有効であることを示している。

二、チャンタミット社側も約六〇名の中高生を動員したが、日・タイ双方の青少年が交流を喜んでいた。やはり同年代の者同士の交流が良い結果を生んだ。（略）若い世代は屈託

がなく、相互理解が進みやすい。

三吉理事は、二〇〇五年一二月の好善社広報誌『ある群像』八八号で日本からの参加者の感想を三つにまとめています。


まず第一に、「生《なま》のタイ」に触れた！　という感動である。（略）バンコクから約四時間。幹線道路からはずれた林の中のでこぼこ道、車の荷台に乗って移動した新鮮な体験！　牛や犬や鶏がのんびり食べ物をあさり、サソリまで出てくるというこの野生！　都会育ちの若者にとって、驚きと感動の連続だった、に違いない。

二番目はタイの若者との出会いの新鮮さだろう。タイの少女たちはくったくがない。思春期の少年たちはどこの国でもはにかみ屋さん。とまどう日本の若者に早口のタイ語で語りかけ、分からないと見るやカタコトの英語で「名前はなんて言うの？」「正太」「え？チョウタ？」、笑い転げる少女たちに囲まれて正太もまんざらでもなさそう。そんな彼女たちも文化交流では目も覚めるような民族衣装に身を包み、ちょっぴりはにかみながらも美しく舞い踊る。礼拝の時には前に出て歌と振りを指導する。つられて日本の若者も頭を振り手足を舞わせて歌い出す！　初めての異国の体験はどこか甘酸っぱい青春の思い出となった？
三番目はやはりワーク。これまで家でも学校でもどこでも経験したことのない土掘り、支柱運びにコンクリート練り！（略）体を使う心地良さ、労働の喜びに、今、僕らは生きている！　と実感。人の役に立つ満足感、活かされているという充実感は、彼らの人生で初めて味わうものではなかったか。

私はこの報告に触れて、やっと日本の若者にインパクトを与えるプログラムができた実感を持ったのです。

（43／2007年7・8月号）

第3回タイ国青少年ワークキャンプ

「第三回タイ国青少年ワークキャンプ」が、今年二〇〇七年八月八日から一六日に実施されました。二〇〇五年、二〇〇六年に引き続いての開催です。
昨年の第二回のキャンパーは、高校生三名、大学生八名、社会人一名の参加。今年の第三回は、高校生一名、大学生九名、社会人四名の参加となり、社会人の内一名は三回連続の参加で、後の三名は、中高の教員、学校職員、牧師という構成で、昨年より年齢の幅が広がっています。計一四名のキャンパーと昨年同様、三吉信彦理事、阿部春代社員、岡田裕之社員の好善社スタッフでした。

簡単に日程を追ってみましょう。

★第一日目　八月九日（木）タイ国バンコクについて、プラプラデェン・コロニーを訪問。メーラオ・コロニーへ

★第二日目　八月一〇日（金）メーラオ・コロニーで高齢者施設見学。タイ北部のファイゲーウ・コロニーへ移動

★第三日目　八月一一日（土）ワーク初日

★第四日目　八月一二日（日）礼拝式、ワーク、夜の集会

★第五日目　八月一三日（月）最後のワーク、閉会礼拝とファイゲーウの若者と交流

★第六日目　八月一四日（火）バンコクへの移動、チ社スタッフとの会食

★第七日目　八月一五日（水）クワイ河戦争博物館見学、泰緬鉄道、連合軍墓地、帰国へ

主たるプログラムのワークは、ファイゲーウ・コロニーで、コンクリートによる道路造り。

コンクリートを練り、バケツリレーで道路に流し込んでいく作業。タイ各地から参加した青少年と共に、スコールに見舞われながら充実したワークとなったと報告されています。

今回のキャンパーの感想文がまとめられ、私の手元に届いています。一気に読んでしまいました。そこには、好善社のワークキャンプの伝統が、確かに引き継がれていることを確認し、感動を覚えました。

豊かな経験と質の高い学びをした文章がたくさんあります。その中から、初回参加の短大生（女性）の文章を引用させていただきます。《　》内は、筆者の文章です。

★T・M

初めてのタイワークキャンプは心から幸せを感じることができた8日間だった。（略）ハンセン病療養所の訪問やクワイ河戦争博物館の見学を通して、そこで目にする現実に衝撃を受け、自分が恵まれた環境にいることに気づかされた。体に痛みを感じることだけでも幸せだと感じ、もっと自分を大切にしようと思えた。

《彼女は、タイ国のハンセン病療養所ではハンセン病回復者とその家族の生活に接し、身体の痛みを感じないハンセン病を自らの身体と対比して感じ取っています。》

（略）どうしたら自分の思いが伝わるのかと相手のことを必死で考えている時間もとても幸せだった。働く、食べる、伝える、そんな今まで当たり前に思っていた小さなことにも喜びを感じ、生きるって楽しい、素晴らしいと心から思えるようになった。生かされていることに感謝して、もっと自分を大切にし、他者を思いやる気持ちも大切にしたいと感じた。

《日本におれば、当たり前のことを、タイ国という空間と言葉の通じない青少年との交流で、必死で伝えようとして相手を思い遣る気持ちに気づいたのです。》

ワーク中、（略）日本人もタイ人も言葉は通じなくても、共に笑い共に汗を流し、喜びや辛さ、同じ思いを共有しながら一つの目標に向かって心を通わせている。このことが実感できた時、人種や言葉、文化が違っていても人は同じに思えて涙が出そうになった。

《共に汗を流し、一つの目標に向かって力を出すワークというプログラムによって、人種や文化を越えて分かち合えるものがあることを実感しているのです。》

私たちはみんな蟻のようにとても小さな存在で、一人では何も出来ないと思う。しかしみんなで力を合わせれば出来ることはたくさんある。ワーク中は本当にたくさんの人に支えられる中で、生きていることに喜びを感じ、体を動かして体験することの楽しさを知った。

（略）

《ワークをとおして、自分が小さな存在であることに気づき、力を合わせることの喜びを味わっています。》

タイ国という異なる国の空間と時間に身を置いて、ワークで汗を流し、他者に出会う、ハンセン病に出会う、生きている喜びを実感する。このワークキャンプは、日本の若者に大きなインパクトを与えているのです。

（44／2007年9・10月号）

共に生きることができるのか

高齢化問題

私の父は、一一年前に、八四歳で亡くなりました。私はその一年前に、大学職員の職を辞し、フリーで仕事をすることを選択いたしました。最大の理由は、二九歳の時に宣告を受けた進行性筋萎縮症が進行し、車の運転ができなくなったこと、一人で歩くことが不自由になったことです。

退職後すぐに、私の身体の不自由度が進むことを予測して、古い段差のある住居をバリアフリーの住居に建て替えることにしました。一九九四年一〇月に着工。第一期工事で半分が完成し、一二月末に旧い家から荷物を移して、新しい家で正月を迎えました。

そして、一九九五年一月一七日、あの阪神淡路大震災に遭遇。幸い我が家は無傷で、第二期工事は数カ月遅れましたが、その年の七月に完成しました。

自宅の新築のもう一つの理由は、八〇歳を越えた父と同居することです。当時の父はまだ元気で、家業のたばこ屋を営み、店舗兼自宅で一人暮らしをしていました。我が家からは数分のところなので、私の妻が食事を運んだりしながら、生活を続けていたのです。

しかし、古い家で段差が多く、ある時は夜中に土間で転んで、朝までそのまま、わずか数時間で胃潰瘍になって入院する騒ぎがありました。夜だけでも我が家で寝るようにと新築の家に一間を用意したのです。

そして、父に夕方に店を閉めたら、我が家にきて夕食を共にし、風呂に入り、休んでほしいと提案。だが、父は頑としてそれを拒みます。たまに食事を共にすることはありましたが、古い家から移動することがないまま、身体の調子を悪くして入院、そして、亡くなってしまったのです。

いまふりかえってみると、八〇歳前後の父は、我が家が嫌だからということではなく、自分の生活空間と生活のリズムを変えることが選択できなかったのだろうと思います。私も高齢者と呼ばれる歳になり、住み慣れた空間、習慣化された生活リズムを大きく変化させることには躊躇をおぼえます。父は、新しい環境に合わせることの大変さを想像したのかもしれません。そして自分で動ける間は、慣れた生活を維持しようと心で決めたのでしょう。

話は変わりますが、九月中旬に光明園家族教会の礼拝に参加し、教会の方々と懇談のひとときを過ごし、その後、Kさんの居室を訪問しました。午前中の礼拝の司会をする予定だった彼は、体調不良で自室におられるとのことで、お見舞いをかねて訪ねたのです。

彼は薄暗い六畳一間の居室にぽつんと座っておられました。病棟の入り口の声や物音で、私たちの訪問を察知して、先程まで座布団を枕に横になっていた姿勢から座り直していたことが読み取れます。私たちがそれぞれ名前を言って声を掛けると、名前を呼び返して、私たちを快く迎えてくださいました。しかし、その顔には、孤独の影が深く刻まれていたのです。私は少し驚きました。いままでは、明るい声でうれしそうに応対しておられた姿しか知らなかったからです。

彼はハンセン病の後遺症で視覚障害となりすでに数十年になるでしょう。訪問者のあるとき以外は、礼拝や集会に出かけること、診察を受けること、介護職員の声掛け、療友との雑談、ラジオや園の放送でしか周りとの関係が築けない。不自由な視力では、暗闇で物音と人の声、そして歩幅だけをたよりに、限られた空間で生活をしておられることは、容易に想像できます。

もし、この空間が変更されることがあれば、彼の日常生活はパニックになることは明白です。

現在、療養所では新しい病棟の建設や建て替えが行われていますが、特に視覚障害を持つ入所者の生活空間について、どのような配慮が行われているのか、いささか気になるところです。

一九九六年の「らい予防法」廃止以来、国は「最後の一人になるまで責任を持つ」と約束し、その具体化のために関係者の努力が重ねられています。

ところが、現行の「らい予防法廃止法」(「予防法」を廃止した法律)の下では、療養所ではハンセン病しか扱えず、療養所で生活する元患者・回復者の皆さんは、入所者の減少に伴う医療の質の低下や看護・介護体制の劣化の中で、孤立したままの状態に置かれるという不安を抱いていると聞いています。強制隔離で被害を受けた入所者が国立療養所で安心して生活出来るためには、医療機関、福祉施設を併設しなければ、療養所の廃止・統合が行われ、後遺症を持ち高齢化した彼らのいのちを縮めることになるのです。

療養所を地域住民も利用できる「開かれた医療施設」とし、医療の質の確保、看護・介護体制の充実がはかられ、高齢で障害を持った入所者の生活環境が激変しないように配慮された整備が実現されるようにと願うのみです。

現在、ハンセン病療養所入所者協議会や国賠訴訟弁護団が中心となり、「ハンセン病問題基本法」の制定を求めて展開されている署名運動が、視力障害を持つ入所者の生活にも深い配慮がなされることを心から願っています。

（45／2007年11・12月号）

光明園家族教会での最後のクリスマス礼拝

ハンセン病療養所と私の出会いの原点は、邑久光明園であり、光明園家族教会です。一九六〇年夏に、家族教会の受け入れで、関西学院大学宗教総部の学生による第一回のワークキャンプが行われ、翌年一九六一年にも、八月一四日から二〇日に第二回ワークキャンプが実施されました。その後、一〇月には、ワークキャンプの続きとして、教会堂前坂道のコンクリート舗装を家族教会員の手によって完成しています。現在、高齢となった会員には息切れのする一〇メートルあまりの坂道です。

同年一二月一〇日には、教会員が整地をした場所に好善社の資金援助で完成した教会堂の献堂二周年記念礼拝が行われました。

そして、一二月二五日、「関西学院大学学生一〇数名を迎えて、子どもクリスマス祝会を開く。これが最後の子ども祝会となる。最年少者中学三年生。二五日クリスマス賛美燭火礼拝を開く。園内をキャロリングした。」と家族教会の年表に記されています。

ワークキャンプと同時に関西学院大学の学生たちによるクリスマス燭火礼拝がこの年にはじめて行われたのです。

最初は、そごう百貨店の協力を得て用意した入所者の数の小さなクリスマスケーキを携えて療養所を訪れ、燭火礼拝をした後、夜の療養所内を、讃美歌を歌って歩いたのです。学生たちは、キャンドルを灯して、療養所の静かな夜にクリスマスキャロルを歌いながら歩いたのです。当時の療養所では、何事が始まったのかと怪訝な思いで、居室の中で若い歌声と聞き、揺らめくろうそくの淡い光を眺めておられたことでしょう。

学生によるワークキャンプは一九八四年で終了し、それ以後は訪問活動となりましたが、クリスマス燭火礼拝は毎年続けられてきました。クリスマスプレゼントは、一〇数年続けられ、入所者からとても歓迎をされ、待ち望まれた時代もあったのです。

時は流れ、関西学院の学生たちがともに集い、燭火礼拝を守り、療養所内を、クリスマスキャロルを歌って歩く行事もとうとう終わりを迎える時がきたのです。家族教会員の減少と高齢化に伴い、外部の人を受け入れることが困難になってきたからです。

光明園家族教会週報・二四一六号（二〇〇〇年一二月一七日付）に次のような最終回の告知が掲載されます。

「◎二四〜二五日に関西学院大学宗教総部の方々三七名がクリスマス燭火礼拝のために来訪されます。四〇年間守り続けてきた燭火礼拝は今年をもって最終回とします。宗教総部に記念品を贈呈し、出席の学生さんに記念として新共同訳詩編付き中型新約聖書を一冊ずつ贈呈します。また、播磨牧師に四〇年間の奉仕を感謝して記念品代を贈ります。」

最後のクリスマス燭火礼拝は、夕方六時から、播磨醇牧師の説教、立木民夫長老の司会で執り行われました。

外部から多数の参加者があり会堂内は満員。出席は男四三、女四五、計八八名だった。うち、関西学院大学生三五名、好善社関係一〇名。他に関西学院大学のＯＢ・ＯＧの参加者。参加者一人ひとりの胸の中には、家族教会と療養所との出会いの経験をかみしめながら、時の流れを深く感じ取っているような味わい深い礼拝となったのではないでしょうか。その夜、関西学院大学の学生たちは、園内をキャロリングして回りました。その歌声は、静かな園内に響きわたり、入所者の耳にはクリスマスの風物詩として届けられたのではないだろうか。しかしそれも終わりとなった。

同年一二月三一日付の週報二四一八号には、次の報告記事が掲載されています。

「◎二五日の夜のクリスマスには関学の学生さんとOB・OGの方々並びに看護婦さんとその子どもさんたち、また、各地から皆さん方がおいでくださり、最後の讃美燭火礼拝を守ることができ感謝でした。とても風の強い日でしたが八時過ぎからキャロリングをいたしました。学生さんたちに記念の聖書を贈りましたが、学生さんからポプラの若木を記念樹としていただきました。二六日寒風の吹き荒ぶ中で学生さんが庭に植え付けてくださいました。今後芽吹きの時、若葉の時そして黄色く染まる紅葉の時など折々に過ぎし日を思いだし友情を温めたいと思います。」

最後のクリスマス燭火礼拝からすでに七年が経過し、家族教会は外部の訪問者の受け入れが難しい状況は加速しています。それでも、外部からの礼拝参加者は途絶えず、会堂内外の清掃奉仕を兼ねて訪問する学生たちの活動は続けられています。

家族教会の会員数も随分少なくなりました。一九六二年の会員数は一〇〇名、礼拝出席者平均五七名。現在の会員は外部者五名を含めて四二名。普段の礼拝出席は一四、五名程。入所者会員の平均年齢は八二歳。どこまで礼拝や祈祷会が守れるのか、教会役員の方々の不安は手に取るように伝わってきます。

ワークキャンプから五〇年を迎えるのは、二〇一〇年。私も七〇歳になります。光明園家族教会や入所者の方々とともに生き、活かされている喜びを享受したいと願っています。

（46／2008年1・2月号）

「人間関係を考える研修会」

邑久光明園で行われた関西学院大学宗教総部のワークキャンプを契機に一九六三年、好善社は、「第一回全国学生キリスト者ワークキャンプ」を長島愛生園で、単立教会長島曙教会の協力を得て開催します。それ以来、星塚敬愛園、駿河療養所、松丘保養園、奄美和光園、宮古南静園、菊池恵楓園、栗生楽泉園、東北新生園で実施してきました。

しかし、一九九〇年代になってくると、今までワークキャンプを受け入れてくださっていた療養所教会も少しずつ高齢化が進み、同じようなキャンプを受け入れ、接待することが出来なくなってきました。そして、キャンプの開催地は、園として受け入れていただける療養所に限られてきます。

ついに、一九九四年、栗生楽泉園での第五八回の開催をもって、国内療養所での「ワークキャンプ」は終了します。

このワークキャンプの継続として、「交流キャンプ」と名称を代えて、かつてのワーク(労働奉仕)はプログラムからはずし、入所者との交流を目的としたキャンプを、一九九七年は多磨全生園で、翌一九九八年は栗生楽泉園で開催し、これも「ワークキャンプ」の回数に加えて、五九回、六〇回としています。

好善社では、国内療養所での「ワークキャンプ」は、六〇回をもって最終回と記録することにしたのです。

一九九〇年代に入ってから、療養所入所者の高齢化が懸念されるなかで、入所者を苦しめてきた「らい予防法」改正への流れが活発化し、ついに、一九九六年四月に、「らい予防法の廃止に関する法律(平成八年法律第二十八号)」が公布されます。強制隔離と退所規定のない「予防法」の改正ではなく、廃止という形で、実現したのです。

同じ九〇年代前半の頃、好善社では国内療養所で開催できなくなってきた「ワークキャンプ」に代わるプログラムはないかと、模索をしていました。
ワークキャンプの目的である「新しい人を療養所の入り口まで連れていくこと、かつて偏見と差別によって、療養所に置き去りにしてきた入所者との関係の回復」を大切にして、新しい人々が療養所に出向き、入所者の方々との交流できるプログラムとして試みたのが前述の「交流キャンプ」です。

もう一つの試みは、一九九六年八月に、邑久光明園で開催された「人間関係を考える研修会」です。

このキャンプでは、療養所教会に負担をかけないこと、新しい人が参加しやすいことなどを考慮しながら、計画・実施することにしました。療養所に宿泊させてもらうけれども、教会の役員の方々に迷惑をかけないように、研修中の参加者への接待などはしてもらわず、研修会場として教会堂を借りるだけにとどめる。教会の人々との交流は、個人訪問の形で受け入れてもらう。日曜日の礼拝に出席させてもらう。研修会の参加者の学びの分かちあいの時と、閉会礼拝には、教会の主な方々に参加していただくことにしました。

日曜日を含めた週末、八月二三日（金）～二五日（日）二泊三日の日程で募集。結果として、一四名中一二名は、療養所との交流は初めてであるというメンバー。好善社からは、三吉信彦社員（当時、日本キリスト教団高の原教会牧師）が朝の集い、夜の集いや礼拝の時間の牧師役を、私が研修会全体の学習や参加者での分かちあいの時間の進行役を担当しました。

プログラムの構成は、食事や入浴をのぞいて列挙すると。

八月二三日（金）第一日目

一五時～　＊開会礼拝・趣旨説明

一六時～（一）ハンセン病の理解／牧野園長

一九時三〇分～（二）知りあうために・関心は……など

二一時～　＊夜の集い　（交わりの時）

八月二四日（土）第二日目

七時三〇分～　＊朝の集い　朝食後（施設散策・自由）

九時～（三）（選択）自治会役員との懇談、牧野園長との懇談、個人訪問

一二時一五分～（四）愛生園・曙教会訪問

一四時～（五）個人訪問

一九時～（六）分かちあい

二一時三〇分～　＊夜の集い　（交わりの時）

八月二五日（日）第三日目
七時三〇分～　＊朝の集い
九時～　＊光明園家族教会の日曜礼拝に参加。礼拝後、教会員と親睦の時間
一二時三〇分～（七）感想と全体のまとめ。全体のまとめと＊閉会礼拝
＊印は、聖書を用いて礼拝形式の問いかけの時間。（数字）は、学習、交流、体験の分かちあいの時間。

開会に当たって、ルカ福音書一〇章二五～三七節の聖書を用いて、「隣人となる」「人間関係を考える」というテーマを、邑久光明園という場所において、具体的に考えてほしいと三吉社員から問題提起を行いました。

私からは、この研修会の構造を伝え、近代日本の歴史の中で切り捨て、忘れさってきた人々のことを考えてみること。それらの人々の苦しみを踏み台にして、現代の私たちの豊さがあること。ハンセン病を病んだ人々の歴史は、それらの人々の代表的存在であること。今回の研修会はハンセン病療養所の中に自分という身を置いて、苦しみを背負ってきた入所者に出会い、その歴史を学ぶこと。ハンセン病の正しい理解をすること。そして、偏見・差別

を超えるために、「私は何ができるか」を考えること。加えて、参加者同士の出会いを実現したいと伝えました。

さて、一四名の参加者がどのような体験をしたのかは次号に。

（47／2008年5・6月号）

Y君の人生の目標を探す旅

いまから一二年前になる一九九六年五月頃のことです。私の知人のカウンセラーから電話を受けました。息子さんのことで悩んでいる母親を紹介したいと。

息子さんは一八歳。ある私学の高校三年生。夏休み前に、受験校の選択を迫られたそうです。彼は「自分の人生の目標は何か」がはっきりしないうちは、進学は決められないと、母親に宣言し、学校を休んで探しはじめたとのこと。「うちの息子はおかしいのでは？」と驚いた母親はカウンセラーのところへ駆け込んだのです。

カウンセラーの知人は、私と同世代で、学生時代に療養所でのワークキャンプの参加者だったのです。

数日後に、母親と息子が我が家を訪問し、面接をしました。話してみると、息子さんはまじめそうな普通の高校生、しっかりと自分の人生を考えようとしていたのです。母親の心配しすぎであることがすぐに分かりました。

ちょうど私はこの研修会を企画していたところなので、知人の意図も汲んで、彼に参加を勧めました。

八月二三日、研修会の集合であるＪＲ赤穂線の日生《ひなせ》駅で、私はこれから始まる研修会の参加者が列車からおりてくるのを待っていました。予定の到着時刻に初対面の参加者が次々と改札を出てきます。一瞬不安がよぎったのです。一〇日程前に面接した彼の顔が見えない。すぐに携帯電話で自宅に確認。母親は、彼が朝出発したと伝えてきました。私が対策を考えている時に、携帯のベルがなり、彼からの電話。「いま、どこにいる?」「分かりません。支線を乗り間違えたようです」。しかたなく、手短に会場への道順を説明して、現地の光明園で待つことにしました。

彼が、私たちのプログラムに合流したのは約三時間半後。乗り違えに気づいてから到着するまでの間に体験した気持ちを、彼は研修会最終日の感想文の中で、次のように述べています。

「御存知のように伯備線に乗ってしまった僕ですが、やはり乗り違いに気づき乗り換えた時は本当に悔んでいました。二〜三時間、電車に乗っていて、考えたことは「ああやってしまった」「迷惑をかけてしまった」「どうしよう」「何を思われるだろうか」などなど、流れ行く景色は行き（乗り換えるまで）とは異なり、ほとんど脳裏には残らず時間がたつにつれて不安は一層、広がってしまいました。」

これが参加者のY君。最年少の参加者です。

自分探し、目的探しに目覚めた彼。いままで母親や学校が指示した電車に乗っていた。しかし、乗換の時にうっかりと違った方向の電車に乗ってしまう。それは無意識の逃避か。元に戻って、追い付くまでに「みんなはどう思うだろう」と、パニックになる。こんなことが、自分の人生を選択するときに起こったらどうしようと不安はつのるばかりだったのでしょう。

キャンプに合流してから、参加者の一人に、「あなたは日本人ですよね」と言われて、一瞬戸惑ったけれども、不思議な感覚を味わい、とても楽になったというのです。「この素直なことばに自分も素直に詫びることができ、自分の失敗をくやむだけでなく、これから自分のできることで返していこうと思った。」

研修会のプログラムである「個人訪問でも素直に自分を出していけていたような気もする

し、その人の苦しみを偏見なしに素直に理解しようとしていたと思います。はやく隣人になれたらと思う。」と感想文に書いています。

この研修会の後、彼はキリスト教に触れ、信者となり、翌春、福祉系の大学に進みます。しかし、そこでも自分の進路に疑問を持ち、臨床心理系の大学に入り直し、卒業するのですが、その後キリスト教系大学の神学部の大学院に進んで、昨年の春、キリスト教の牧師として出発しました。

彼は療養所での研修会で、入所者と出会って、福祉から、臨床心理へと自分の人生の目的を探しながらついに、宗教という場にたどり着いたのです。

一八歳の夏の乗り違えた経験から始まった人生の目標を探す旅は、約一〇年の歳月をかけて目標にたどり着いたのです。これからも人に仕える旅を続けていくであろう彼に、私は心からエールを送りたいのです。

（48／2008年7・8月号）

研修会はどのような意味を持っていたのか

前々回から「人間関係を考える研修会」（一九九六年八月、邑久光明園で開催）の意図やプログラムを紹介し、前回は一八歳の参加者が出会ったこの研修会とその後の旅を伝えました。今回は、終了後の感想文から参加者にとってこの研修会は、どのような意味を持っていたのかを述べてみたいと思います。

さて、「交流キャンプ」とは違った「人間関係を考える研修会」は教員、医学生、研修医、好善社社員、牧師修行中、団体職員、学生、主婦、ＯＬと多彩な一四名の顔ぶれでした。

◎入所者との話しあいから学んだこと

入所者との語らいで、普段見過ごしていた自分や人との関わりに気づいた。（ＹＩ）

入所者との対話の中で、なんとなく深い溝がそこに横たわっているように思えたが，「地面の底がぬけたんです」という石碑の言葉が、その真相を語っているようだ。（ＫＯ）

家族にすら見捨てられ失意のどん底にいて「他をゆるすこと。」で自分も救われたという

話を聞いた時、気づいた。（MK）

◎受け容れてもらえた喜び

長い間、そして今も、世間から拒まれて来た方、そして、その拒んで来た方の一人である私を、光明園で知りあった方は受け入れて下さったという事実である。見ず知らずの私を、気負いもなく、自然に受け容れてくださったこと。受け容れられることの喜びを今は思う。（JT）

他を許すことで、自分も解放されることを知った。他を受け入れることで自分自身も今の自分を受け入れることができる。（MK）

◎想像力をもって関わる

重い病の歴史と苦しい日々、年月を過ごしてこられた方々がなにげなく話される一つ一つの言葉の中にこめられた想いを想像力をもって感じとっていくことの大切さを知った。（SF）

夜中の散歩中、屋外にもれる悲鳴にも似た声（単に寝言だったのかもしれないが）を耳にした。鳥肌が立った。悲痛な叫びにも思えるその声に恐怖と、重さ、何か言葉にならないモノが心を貫いた。感じたのは、歴史の重み、老いの痛み、孤独であった。（SM）

◎隣人とは、対等で、隣にいる人

「隣人」という言葉をキーに、今後の自分の在り方、行動の原点にして行く努力をして行きたい。（ＹＩ）

自分の周囲に目を向け注意することから全てが始まると思う。（ＦＴ）

精一杯で相手の立場に立とうとする姿勢、わかろうとする姿勢でいることが私のできる「隣人になる」方法であると気づいた。（ＫＭ）

これからは、常に社会の中の弱者の声に耳を傾けるハートを持ち共に調和して生きようと思う。（ＴＳ）

◎この研修会はスタートライン

Start line！？　顔の見える部分からの第一歩。関係のリピートが大切なのだろう。（ＳＭ）

スタートとなる「きっかけ」になったことは確かで、たいへん意味深かった。（ＨＹ）

これから何らかの形でハンセン病や入所者と関わったり、交流を続けたりしていくという選択肢がある。また別の違う展開で関わることもあるのではないかと思う。

ハンセン病との関わりのスタートラインにたった参加者はその後一一年の歳月で、今どこで、どのような人生の途上にいるのかと、私は思いを馳せています。

(49／2008年9・10月号)

「ハンセン病問題基本法」成立以後のこと

私がこの「長島との出会い」シリーズを「楓」誌に連載を始めたのは、二〇〇〇年一・二月号でした。

「楓」誌の編集部に旧知の望月拓郎さんがおられ、福祉課での担当が、好善社のワークキャンプにも参加されて親しくしていた後藤（現・坂手）悦子さんであったこともあり、軽い気持ちで執筆を引き受けました。

当初は、数回の連載のつもりでしたが、すでに九年目となり、途中、数回締め切りに間に合わずに休載もありましたが、結果として五〇回となりました。

最初の執筆のねらいは、二〇歳のときのハンセン病との出会い、療養所との出会い、入所者との出会い、療養所教会の信仰者との出会った体験が、その後の私にどのような影響を与えてきたのかを療養所のみなさんに報告をすることでした。

一九六〇年の夏に私が体験したことを当時の記録からふりかえり、その後、私はどのような人生を歩んできたのかを語ってきました。

その後は、私が継続的にハンセン病療養所と入所者にかかわることを可能にしてくれた社団法人好善社の活動の歴史を紹介すること、光明園でのワークキャンプが全国の療養所に広がっていった歴史をまとめながら、私自身のかかわり方を明確にする試みをさせていただきました。

さらに、光明園をはじめ私自身が訪問した療養所で出会い、感じたこと、「予防法の廃止」「国家賠償訴訟」を巡って考えさせられたことを綴ってきました。この一年は、ワークキャンプが国内療養所で開催できなくなり、その精神を引き継いだ「人間関係研修会」のこと、タイ国での「青少年ワークキャンプ」として新しい展開をしていることを紹介してきたのです。

毎回四苦八苦しながら、言葉にしていく中で、私自身が、ハンセン病を巡るさまざまな問題や課題に気づかされていったのです。

今更ながら、この誌面を提供していただいた「楓」誌の編集部の皆様に感謝を申しあげます。

私は、好善社の活動につながり、ハンセン病の提起する問題点を考え続け、私に出来ることをいまだに探っている状況ですが、次の三つの観点すなわち、

①ハンセン病を科学的に正しく理解すること。

②ハンセン病が背負ってきた社会的偏見と差別の歴史を知ること。

③回復者一人ひとりの人生の物語に耳を傾け、苦渋に満ちた人生からいのちの尊厳を学ぶことを大切にしながら、終焉期にある療養所と入所者の方々のそばに居らせていただければと願っております。

話は変わりますが、今年（二〇〇八）の六月一一日、国会で「ハンセン病問題基本法」が成立して、来年四月からの施行となりました。一九九九年の「らい予防法」廃止で、療養所の垣根は取り払われ、二〇〇一年には予防法違憲の国家賠償訴訟勝訴で、回復者の名誉回復が形の上では実現しました。今回の基本法では、国立療養所に他の施設を併設して、現在の入所者二、七〇〇名（平均年齢八〇歳）が、最後の一人になるまで医療と福祉の質を維持できる条件が整ったのです。

「ハンセン病問題基本法」が守られれば、ハンセン病回復者の願いは達成することになる

のです。しかし、社会に向かって開放された療養所を周囲の地域社会が、療養所に何らかの施設を設置して、共存できるかが残された課題です。つまり、今回の基本法は地域社会の人々に向かって投げられたひとつのボールです。

この基本法では、国はハンセン病問題への責務を認め、そして、国および地方公共団体にハンセン病問題解決への責務を求めています。つまり、療養所の位置する地方公共団体が国立療養所の中になんらかの施設を併設し、運営する可能性が示されています。

すでに、幾つかの療養所において公共の病院として既存の療養所施設を活用することや老人施設を併設するアイデアは出されているようですが、この基本法がうたっているように、そこに生活しているハンセン病回復者が一人になるまで、安心して暮らせるシステムづくりの鍵を握るのは、私もふくめた地域社会です。

地域社会が「ハンセン病施設」というレッテルを捨て去り、本当に偏見と差別を越えて、開かれた療養所の中で、生活を共にすることが出来るかが厳しく問われているのです。

（50／２００８年11・12月号）

II

「長島との出会い」 51（2009年）―100（2017年）から

ハンセン病を巡る社会の流れ

数少ない語り部

今号は、今年（二〇一〇）六月二六日に開催された好善社主催の「ハンセン病を正しく理解する講演会（関西）」への私の感想を述べておきたい。

今回の講演会の講師は、上野正子さん。鹿児島県鹿屋市にある国立療養所「星塚敬愛園」の入所者で、一九九八年七月、「らい予防法違憲国家賠償請求訴訟」第一次原告（熊本地裁）一三人の一人として立ち上がり闘ってこられた方である。二〇〇一年五月一一日、熊本地裁は、「国のハンセン病患者に対する隔離政策は違憲」と断定し、同法の早期見直しを怠った旧厚生省と国会議員の責任を全面的に認める判決を下した。同国賠訴訟原告の勇気ある闘いによって、全国の療養所の入所者および社会復帰をして息を潜めながら生活してきたハンセン病回復者の全ての人に、「人間回復」への大きな一歩が勝ち取られたのである。

この勝訴判決は、一九九六年の「らい予防法」廃止に続く快挙であったが、社会におけるハンセン病に対する偏見と差別がなくなったわけではない。

同国賠訴訟で明らかにされたのは、社会の偏見や差別によってもたらされた、家族との離別や戸籍喪失という「社会被害」だけではなく、強制隔離政策下の療養所内で入所者が受けた被害、つまり「在園被害」であった。

それは、重症の入所者の介護、食料自給のための農作業や畜産作業、園内の洗濯作業や汚物処理作業などに軽症の入所者を従事させ、ハンセン病で弱っている手足の後遺症を進行させ、病状に大きな影響を与えた。

さらに深刻なのは、園内結婚を認める代わりに妊娠できないように男性患者には断種手術を義務づけ、間違って妊娠したときは、女性患者に中絶手術を強要することがなんの疑いもなく行われていた。

好善社は、二〇数年前から「ハンセン病を正しく理解する講演会」を開催し、入所者の証言を聴いてきた。

その内容は、発病してからの家族との離別、非人間的な療養所への収容、絶望と諦め、その生活の中で生きる意味を見いだしたこと、そして強制隔離政策の存在が故郷の家族との再会さえ許さない大きな壁である現実など、いわゆる「社会被害」が中心であった。

しかし、熊本地裁の判決以後、入所者の証言は、園内における被害の事実が赤裸々に語られるようになった。なかでも女性の証言は、自らの園内結婚での生活や堕胎手術の体験を生々しく語り、聴く私たちに想像を超えた痛みが生々しく迫ってきた。

講師の上野正子さんは、一九二七年、沖縄県石垣島八重山諸島（現・石垣市）生まれ。八三歳。一九四〇年、沖縄県立第二高等女学校入学。同年一二月に発病し、一三歳で「星塚敬愛園」に入所。一九四六年、園内で上野清さんと結婚。在園七〇年。

入所したときには、二カ月で完治して学校に戻れると聞くが、少女寮で生活や看護助手の仕事を任されるようになって、もうここで暮らすしかないと思い始め、年頃になり園内での結婚を決意する。結婚生活は、一二畳の大部屋で四組の夫婦の共同生活に驚く。最初の朝に夫が洗濯に出した下着についた血糊、これが稚拙な断種手術のものであることを知らされ、子どもを産むことも育てることも出来ない夫婦になったのだという現実に直面したのだと語られた。最後に、原告として裁判を闘っているときに園内でいじめを受けたことも語られ、同じ被害を受けた入所者の中でも複雑な思いが渦巻いていた現実を思い知らされた。

上野さんの講演は、自ら「語り部」として精力的に啓発活動を続けておられることもあって、具体的で臨場感の伝わるものであった。

療養所の入所者は、二〇〇九年一二月現在で二四七〇人、平均年齢は八一歳。国の誤った強制隔離政策の被害を受けた人たちの苦渋の人生を、私たちに伝えてもらえる「語り部」は、数少なくなっている。もう時間がない。「語り部」の生の証言を聴く機会を準備することも好善社の重要な活動である。そして、私も入所者のところに足を運び、まだ語り尽くせない証言に耳を傾け、強制隔離政策の下で生きた一人ひとりの尊厳ある物語を受け取っていかなければと思った。

（60／2010年7・8月号）

ハンセン病啓発推進へ連携

一一月一日のウェブ・ニュースで、「ハンセン病啓発推進へ連携―邑久光明園と神戸大学院が協定」との見出しを見つけました。

ウェブには連携協定に調印して握手しておられる屋猛司自治会長、畑野研太郎園長、神戸大学の朴木佳緒留科長の写真と、「国立ハンセン病療養所邑久光明園（瀬戸内市邑久町虫明）と神戸大大学院人間発達環境学研究科（神戸市）は一日、ハンセン病問題に関する教育・啓発活動の推進を連携して行う協定を締結した。」という記事がありました。

私はこの記事に接して、やっとこのようなプロジェクトが生まれたことへの喜びと同時にちょっと悔しい思いを抱きました。それは私が関西学院大学に今も強い帰属意識を持っているからでしょう。

神戸大学が二〇〇七年から毎年、光明園で「つどいの広場」整備や海岸清掃などに取り組むワークキャンプをしていたとのこと。協定はこうした活動を継続するシステムづくりがねらいであるというのです。

五〇年前にワークキャンプを実施し、その後も光明園とは交流を続け、ハンセン病療養所と長い関わりを継続している好善社に属し、関西学院の職員としても仕事をしていた私として、関西学院大学にこのようなプロジェクトやシステムを提案してこなかったという私自身の無力さ、これが悔しい感情の源でしょう。

私がこの連載を依頼されたのは、二〇〇〇年「楓」誌の復刊の時でした。一〇年を超え、休載もありましたが、六〇編の文章を書かせていただきました。

二〇歳の時の暑い夏、光明園の人々との出会いによって与えられたもの、それは今に至るまで私の人生の深い部分に響き続けているのです。それはパイプオルガンのメロディーを支えている通奏低音のように。

あの夏の日から私がどのような人生を送り、その時々に経験をしたこと、感じたこと、考えたこと、行ったこと、すなわち、通奏低音の響きに支えられて奏でてきたメロディーを光明園の皆さんに聴いてもらいたいとの思いで、この連載を書き続けてきたのです。

その思いが十分に表現できたか、受け取ってもらえたかは光明園の皆さんの判断に委ねたいと思います。

私の後輩である関西学院大学の宗教総部は、ワークキャンプが出来なくなってからも、光明園への訪問活動を現在に至るまで誠実に継続しています。しかし、彼らの活動の中で、「らい予防法」廃止後、変化してきたハンセン病を巡る社会の流れから学ぶことを疎かにしてきたために、近年の啓発活動から取り残されたのではないかと、私は考えています。

「らい予防法」廃止に続き、国賠訴訟で勝訴してから、各地で元患者・回復者支援のボランティア団体が誕生し、ハンセン病市民学会が結成されて多くの賛同者を巻き込んだ活動が展開されています。人権回復活動や啓発活動が一般社会の関心を喚起し、今までハードルの高かった療養所訪問が容易になり、入所者の証言を聴く機会も拡がってきました。

直近では、七月から一〇月末まで開催された「瀬戸内国際芸術祭」のニュースからもうかがえます。この企画の目的は、現代アートや島の伝統行事を介して瀬戸内海の魅力を世界に発信し、地域の活性化を図ることです。香川県の直島、豊島などの島々に加えて、大島青松園も会場とされ、今までハンセン病療養所とは無縁であった人々が訪れ、ハンセン病の歴史を学び、入所者との交流が生まれ、新しい啓発の機会となったのです。

昨年（二〇一〇）四月に「ハンセン病問題基本法」が施行され、入所者の療養生活の保障、医療体制の維持、療養所が地域から孤立しないための将来構想が模索されています。しかし、遅々として進まない現状に全療協や支援団体は、国に対して抗議の声をあげています。

このようなときに、神戸大学との連携は、新しい風を光明園に送り込むことになるでしょう。そして光明園から発信する新しいチャンネルが開かれることでしょう。この連携に期待を寄せたいと思います。

かつての関西学院大学のキャンプとは違った形で、多くの学生たちがワークキャンプや入所者との交流のために訪れ、そこから日本でのハンセン病の歴史を学び、入所者の人生の証を受け取っていくことが推進され、実現することをこころから願っています。

（62／2010年9・10月号）

東日本大震災とボランティア活動

三月一一日午後二時四六分、宮城沖でマグニチュード9・6に及ぶ大地震が発生し、それによる大津波が三陸海岸の市町村を襲い、壊滅的な被害をもたらしました。死者と行方不明者を合わせると二万七〇〇〇人あまりの犠牲者が出ています。そして、現地での直接の被災者は一三万人と言われています。しかし、被災者はそれだけではなく、地震と津波で破壊された福島原子力発電所の事故は放射能汚染の被害を誘発し、周辺住民は避難を余儀なくされています。千葉県や東京、横浜なども余震と停電による影響を受けています。

大震災後、繰り返しＴＶに映しだされる被災地の映像は、私たちのこころを揺さぶります。私には一七年前の阪神淡路大震災の記憶が蘇ります。今回の被災地の惨状は、大津波による被害が加わっているために、神戸の被害と比較できませんが、被災地の泥の臭い、埃の臭いなどを想像すると胸が痛みます。

大震災後、一カ月が過ぎて、被災地も少しずつ、復旧と復興に向けて歩み出している様子が伝えられています。東日本の被災者を応援する募金活動や応援のための様々な試みが日本の各地で行われています。

このゴールデンウィークには、関東を始め関西から多数のボランティアが現地に出向き、被災地で泥の処理、家の整理などに取り組むと報道されています。

今回の大震災直後の救援活動は、交通網の寸断、ガソリン不足、水道・電気の供給網の壊滅により日本各地からの支援活動を困難にし、自衛隊や消防署、海外の救援部隊、米軍の部隊などの専門家の支援に頼るところが多かったのです。阪神淡路大震災を経験した関西の自治体は、即刻専門家を派遣し、救援物資を現地に搬送しました。

関西のボランティア団体の多くは阪神淡路大震災のときに設立されたこともあり、復興支援活動の長期化を予測し、長期的な支援計画を描きながら、現地へプロのボランティア・コーディネーターを送り込み、自治体職員や社協職員、NPO団体の救援活動を支援する方法を選んだのです。すでに私のもとに、現地での活動報告が届いています。今後の新しい生活基盤の創造のために現地の人々の想いが重視され、住民主体の町づくりを促進するために有効な支援を模索する試みも精力的に行われています。

私自身は悔しいのですが、現地にも行けず、ただただ私が関わりを持つ幾つかの団体の若者の活動を後方で支えることにこころを傾けています。

阪神淡路大震災後、被災児童のケアのためにキャンプを計画し、避難所での学習指導を行う活動を契機に設立された学生主体のNPO法人ブレーンヒューマニティという団体を私は長年支援しています。この団体は三月一二日に、いち早く募金活動を神戸・三宮で行い、その後、学生ボランティアを派遣し、他の団体と連携を取りながら長期的な支援を担おうとしています。

その一つに、東日本大震災を契機にして出来た「ハタチ基金」と連携して、この震災で親を失った子どもたち一七〇〇名を支援するプロジェクトが計画されています。

また、私が監事をしている若者主体の団体・シチズンシップ共育企画が、「被災地でのボランティア活動を終えて—感じたことを分かち合う会」を計画しています。

その内容は、東日本大震災の被災地でボランティア活動を経験してきた学生や若者に呼びかけ、温かいお茶を飲みながら、被災地での体験を整理したり、平穏な日常での感情のギャップ、被災者の話を聞いて受け止め難い気持ちなどを分かちあおうとするものです。京都、大阪、東京で開催しますが、私は大阪会場での聞き役の一人として参加する予定です。

阪神淡路大震災を契機にして誕生した若者のボランティア活動が、今に引き継がれ、今回起こった東日本大震災の危機に直面して、今後のより有効な支援に向けて動き出しているのです。

かつて私が、邑久光明園でワークキャンプを経験したきっかけも、前年の一九五九年九月に起こった伊勢湾台風の被災地支援ワークキャンプでのボランティア活動での経験があったからです。


（65／2011年5・6月号）

大震災の痛みを感じ取る

「災害ボランティアの体験を分かち合う会」

五月のゴールデンウィークには東日本大震災の被災地に、たくさんボランティアが訪れ、泥のかきだしやがれきの整理、被災者の支援などの作業に汗を流しました。私は五月一四日、関西から出かけたボランティアからその体験を聴き、分かち合う会に、一人の聴き役として参加してきました。

参加者は一〇名、関西のNPOや現地のボランティアセンターの呼びかけで参加した人、東京の団体のバスに乗って来た人など。学生、社会人で多様な若者の集まりになりました。大震災直後の被災地や被災者の惨状を知って、こころが揺れ動き、何か出来ないかという衝動が、呼びかけによって行動となったのだと、多くの参加者が語ってくれました。

ある女子学生は、震災直後、TVから流れる映像を見ていて滅入ってしまい、大学の授業でも、バイト先でも、クラブ活動で歌っているときも、頭の隅から震災で痛めつけられた人々や東北の被災地の残酷な風景のことが離れず、何も手につかない状態になってしまったのです。

そんなときにインターネットで、無料バスで行く被災地支援ボランティア募集があるとの情報を知って、すぐに申し込んだのです。全く個人での参加であったけれども、主催のNPO団体のオリエンテーションを受け、安心して、現地に入ることができたようです。現地での活動は、避難所での支援活動。残酷な風景の中でたくさんの被災者に出会い、関わり、そして被災した人々の笑顔に接することができたのです。

その笑顔をもらって、やっと揺れていたこころが落ち着いたようです。その言葉の後、少しの間をおいて、「しかし、被災者の目は、笑っていなかったことにも気づいた」と付け加えました。

大学に帰ってから、友人にゴールデンウィークはどうしていたのと聞かれても、ボランティアで東北に行ったとは、なにか気恥ずかしくて言えなかった。しかし、ゼミの先生に話すと、授業の中でみんなに体験談を報告するように勧められ、勇気を出して話したら、自分のこころが揺さぶられていたことや、被災した人々との交流で力を与えられていたことなどがより鮮明に分かってきた。さらにこの体験を自分の近くにいる友人などに伝えたいという衝動が起こってきたのです。

彼女は話す機会を与えられて、ボランティアが恥ずかしいものでなくなったこと、そして自分の心に感じた衝動に正直になって行動に移したことで、被災した人々とのつながりを結ぶことができ、自分の方がたくさんの勇気をもらったことに気づいたのです。

私はこの体験を分かち合う会で、この女子学生の体験談にとても興味を持ちました。それは、彼女の感受性とその行動、そして内省する感性です。

感受性とは、自分の外にあるものを受け取ることで、他者の感情、思い、考えにとどまらず、今ここに起こっていることなどを感じ取る感覚のことです。

彼女は大阪でごく普通の日常生活を送っていたが、三月一一日に東北地方を襲った大震災と津波による被害の惨状がテレビから伝わってきた。被災地に起こっている大規模な環境破壊と多くの死者と行方不明者、そして被災した人々の痛み（喪失感・無力感・自責・絶望など）を感じ取ったのです。そして、自分の心の中に湧き起こってくる得体の知れない感覚に揺り動かされる数日を過ごしたのでしょう。そんなときに、目に入ったボランティア募集。すぐに行動に移せたことで、より深く重い現地の人々の痛みを受けとることになるのです。自分にできることは微々たること。だが、そんな無力な関わりに笑顔で応えてくれる人々がいて、彼女のこころはひとときの落ち着きを得るのです。しかし、同じ経験をしてきた人と分かちあうことで、新たなこころの揺れを感じ始めていると語ってくれたのです。

彼女の報告を聴きながら、私は彼女の感性の動きを感じたのです。それは、被災地で出会った人々の笑っていない目の奥にある暗い闇に、どのように応えていけばよいのかという問いが投げかけている波紋です。

私も彼女と共に、人の痛みへの感受性と体験を内省していく感性を大切にしながら、被災した人々への関心をこれからも持ち続けたいと思います。


（66／２０１１年７・８月号）

医療と国家のパターナリズム

私は以前から「パターナリズム」という言葉が気になっているのです。Wikipedia（ウィキペディア）というインターネット辞書は、次のように説明しています。

「パターナリズム（英：paternalism）とは、強い立場にある者が、弱い立場にある者の利益になるようにと、本人の意志に反して行動に介入・干渉することをいう。日本語では家父長主義、父権主義、温情主義などと訳される。語源はラテン語の pater（パテル、父）で、

pattern（パターン）ではない。社会生活のさまざまな局面において、こうした事例は観察されるが、とくに国家と個人の関係に即していうならば、パターナリズムとは、個人の利益を保護するためであるとして、国家が個人の生活に干渉し、あるいは、その自由・権利に制限を加えることを正当化する原理である。」

私のおおざっぱな理解では、近代日本のハンセン病史において、ハンセン病を発病し、家族や地域社会から放逐された患者を救護し、療養の場を与えることを目的として、一九〇七年に「らい予防法」が制定されたとされています。これは国家が、放浪と貧困に苦しむハンセン病患者の救護ため療養所に強制収容するという法的介入だったのです。

さらに、「医療パターナリズム」を、他の辞書で調べると、「医療父権主義。慈悲深い父親としての医師が、無知な子どもとみなされた患者に代わって治療方針を決定するという医師—患者関係のあり方を指す。患者の権利意識が高まり、また生活習慣病の治療や終末期医療において治療の選択肢が増えたことにより、患者の意向を尊重しない医療のあり方が批判され、インフォームド・コンセントを重視する患者中心の医療が強調されるようになった。」

（©JIYUKOKUMINSHA CO.,LTD）

この説明にある「慈悲深い父親としての医師が、無知な子どもとみなされた患者に代わって治療方針を決定する」という医師と患者の関係のあり方を知って、ハンセン病療養所の中で行われてきた出来事のある側面が理解できたのです。その象徴的な存在が、「らい予防法」廃止と国賠訴訟勝訴判決以来、批判に晒された光田健輔医師です。

国賠訴訟の過程で、強制収容、強制隔離、断種、堕胎、強制労働、監禁等は重大な人権侵害であると訴える原告入所者。一方、強制収容、強制隔離を是認し、様々な苦労はあったが、療養所で生活が守られ、恩恵に与ったとして、裁判に加わらない入所者も存在したのです。この恩恵は、一九五三年の全国ハンセン病患者協議会による「らい予防法闘争」後に改正（改悪）された法律の付帯事項で、療養所内の生活環境や入所者の待遇の改善によるものが大きいと思います。

この象徴が光田医師への二つの評価です。一方は、国家権力と結託して、ハンセン病の恐ろしさを説き、強制収容、強制隔離が患者にとって必要なことであり、療養所内での生活秩序を守るためには、所長の患者懲戒検束権も必要として予防法の継続を望んだ張本人。他方、愛生園での光田医師は、入所者に対し、自分の子どものようにこころから心配し、優しい言葉をかけてくれる慈父のようであったとの評価です。

一九九六年の「らい予防法」廃止、一九九八年に提訴された「らい予防法」違憲国家賠償請求訴訟は、この医療パターナリズムのあり方と国家パターナリズムが合体して創られたハンセン病対策への告発であったと、私は理解するのです。

つまり、ハンセン病患者で、放浪するものの救護と療養所の提供という医療・衛生面での善意（親心）が表にあり、その裏には近代国家としての体裁を整えるために、放浪する患者を強制収容し、さらには自宅療養・通院治療を選ぶことも許さない強力な国家の干渉が永年にわたって続けられたのです。

しかし、パターナリズムをひとくくりにして警戒するのではなく、支援される者と支援する者の自律性や判断能力の質と関係性のあり方、そして個人と国家のあり方に、冷静な目を向けてみる必要があるというのが、私の学びです。

（68／2011年11・12月号）

介護の現場と最後の闘い

光明園家族教会創立一〇〇周年

今年（二〇一二）一月一一日、午後一二時半に光明園家族教会の礼拝堂に到着しました。いつもは畳敷きに白いカバーの座布団が二〇枚あまり並べられている礼拝堂には、テーブルとパイプ椅子がぎっしりと並べられ、今から始まる創立一〇〇周年記念礼拝・感謝会の参列者の多さが推測できました。

定刻の午後一時、記念礼拝が開始。司会は山岡憲一長老、奏楽は指方信平代務者。説教は宇野稔牧師（東中国教区総会議長、前家族教会代務者）。満席になった会場で、礼拝は厳粛に始まりました。

司会の山岡さんは、しっかりした声で式を進め、聖書朗読や祈祷も暗誦です。病気による視覚障害を少しも感じさせない司会ぶりが印象に残りました。

この礼拝のために選ばれた聖書の言葉は、コレヘトの言葉三章一～一一節「何事にも時があり、天の下の出来事にはすべて定められた時がある」で始まる箇所。私は礼拝の間、家族教会の一〇〇年の歩みと、私がこの教会と出会って以来約五〇年の細く長いかかわりに思いをはせていました。

記念礼拝後、感謝会が指方信平牧師（家族教会代務者）の司会で進められました、プログラムは、讃美・開会祈祷・金地慶四郎長老の謝辞・お祝の言葉・讃美・一分間スピーチ・祝電披露・花村慶子長老の閉会の謝辞・記念撮影。

金地慶四郎長老の謝辞は、外島保養院時代に創設された教会の歩みを丁寧に紹介され、信徒代表としての誠実な話しぶり、気づくと四〇分の長さになっていました。その間、金地さんの体調はあまりすぐれないのではないかという心配が、私の中に起こっていました。

お祝いの言葉は、畑野研太郎邑久光明園長など数名が、それぞれの立場から一〇〇年の歩みとハンセン病問題の残された課題、そしてハンセン病を背負った人生においてキリスト教信仰によって救われ、慰められ、希望を共有した力強い信仰への敬意が述べられました。

ここまで、時間は午後四時、私は所用のためこころを残しつつ中座をすることになってしまいました。

今この文章を書くにあたって、約五〇年前に家族教会に迎えられて、ワークキャンプをしたときに、教会で、「お父さん」「お母さん」と呼ばれていた人がおられたことを思い出します。改めて光明園家族教会創立八五周年記念誌『神の家族』の中に、「お父さん」と呼ばれていた阿部礼治長老の書き残された「外島家族教会小史」を読みました。

邑久光明園の前身、大阪外島保養院は、二府一〇県立ハンセン病療養所として、一九〇九(明治四二)年四月二〇日に開園。それは一九〇七(明治四〇)年に制定された法律「癩予防ニ関スル件」に基づいての開設です。

開設当初の療養所は、埋立地という立地で飲料水は塩分を含んだ井戸水のため脚気が流行し、死亡者が続出。療養所創設の数年間は、死亡者の続出と賭博の横行で患者のこころは荒んでいたとあります。そんな中でこころのよりどころを求める青年たちは、仏典を研究するのですが、安心立命は得られず絶望していました。そのような療養所に、二二、三歳の福田荒太郎牧師が、創立の翌年から、キリストの福音を熱心に伝えられたのです。

福田牧師の語る神の福音に感激した青年たちが、キリストの信仰によって暗黒の外島保養院を変えようとして、キリスト教青年会を組織し、教会創立するに至ったのです。会の名称「家族教会」は、「信者は皆、神一家の如く睦合って、主の御栄光を顕すようにして行きたい」との福田牧師の提案に会員が賛同して決定。これが日本基督教会浪花中会所属「外島家族教会」の創立で、一九一二（明治四五）年一月一一日であったのです。

「家族教会」の名称は、今思うと、ハンセン病を病み、「らい予防法」のもとで、家族や社会から強制的に隔離された人々にとって、疑似的ではあっても信仰を共有する「家族」の絆がこころのよりどころであったのではないかと思われるのです。

（70／2012年1・2月号）

質の高い生活を守る介護

療養所を訪問したときに、昼食時や夕食時に遭遇することがあります。一〇年ほど前は、一人で動ける方や夫婦の方は、自分の居室で食事をしておられました。訪問者は持参の弁当で食事をともにしたり、ご夫婦の部屋では、奥様の手料理をいただいたりしたこともありました。お一人の部屋では、女性の訪問者であれば、あり合わせの材料で、食事を作って食べることもありました。訪問先の入所者で手の不自由な方、視覚を失っている方は、日頃は介護職員の助けを受けておられるのでしょうが、訪問者がいるときは、私たちに委ねられます。こうして食事やお茶をともにすると、より親密な交流が深まります。

しかし、最近は食事時になると、介護職員のお迎えが来て、食堂で食事介助を受けられるようになってきました。それは容赦なく訪れる高齢化による障害の悪化と、ご夫婦のどちらかが病気、認知症などで相互に日常の介助ができなくなったという厳しい現実に直面しているからです。

たまたま食堂での様子を垣間見る機会がありました。介護職員が、おおよそ一対一で食事の介助をしておられます。ハンセン病の後遺症は手と足、そして顔面でも唇に麻痺が残っています。箸やフォーク、スプーンを使えない方も多く、視覚を失っている方は前に並んでいる食事の中身もわかりません。介護職員は丁寧に「おかずは○○ですよ。ここにありますよ」と伝え、「何から食べますか」と訊きながらスプーンやフォークで、ご本人の口に運ぶ。このような介助は、時間もかかるし、介護者と信頼関係がなくては、質の高い援助は成立しません。

二〇〇九年四月に施行された「ハンセン病問題の解決の促進に関する法律」(通称「ハンセ

ン病問題基本法」）には、国は入所者に対して必要な療養を行い、本人の意思に反して、退所や転所をさせない、療養所における医療及び介護の体制整備に必要な措置を講ずるよう努めるとあります。

ところが、聞き及ぶところでは、国家公務員の定数削減の対象にハンセン病療養所が入るかもしれないと危ぶまれています。

介護は、食事だけではありません。入所者の生活すべてにおいて手厚い介護が必要とされているのです。ところが介護の現場では、約四割の介護職員は非正規雇用で、一年契約ではないでしょうか。推測ですが、非正規職員の給与や勤務条件もよくないことでしょう。そんな中でも介護職員の皆さんは、最善の努力を誠実に入所者の介護をしておられると思います。しかし、予算削減で、賃金カット、職員定数カットが療養所にも適用されるとなると、現在の療養所の医療や介護の量と質に大きな影響を与えます。入所者の介護で言えば、一対一の介護はなくなることを余儀なくされるかもしれません。

私事になりますが、私も車いす生活の障害者です。と言うのは、二九歳の時に進行性筋萎縮症（正式には遠位型ミオパチー）という病気が分かりました。それ以来、少しずつ進行する病気と付き合いながら七一歳の今日を迎えています。

確実に進行する病気ですが、幸いその進行は緩やかなタイプであったため、三〇数年間は何とか自分で歩くことが可能でした。そのお蔭で、関西学院大学の職員として仕事をし、ほかの社会的な活動にも積極的に携わってきました。しかし、五三歳になって、自分で立ち上がることや歩くことが不自由になり、車の運転もできなくなったため、常勤の職を辞し、フリーで活動することになりました。

現在は、妻の介護を受け、週三回入浴介助、トイレ介助もヘルパーとアルバイト学生の世話になっています。昨年来、手の肘が上がらなくなり、フォークを握るのがやっとの状態です。入所者の状態が少し共有できます。そんな状況ですが、私はまだ大学の非常勤講師や研修など日常生活と社会的活動の質を保持できるのは妻と介護・介助者の存在のお蔭です。

そのことから推察して、平均年齢約八一歳の入所者の皆さんが、医療はもちろん手厚い介護を日常的に受けられるように、介護職員の確保と待遇改善をこころから願わずにはおれません。

（71／2012年1・2月号）

見て見ぬふりをしているのか

「【社会】ハンセン病療養所、41年ぶりハンストへ…職員削減に抗議」という記事を、今年七月一九日の毎日新聞ウエブサイトで目にしました。

全国13の国立ハンセン病療養所入所者でつくる「全国ハンセン病療養所入所者協議会」（全療協）は18日、東京都内で会合を開き、ハンセン病療養所勤務の職員が削減され続けていることに抗議するため、近く東京・霞が関の厚生労働省前での座り込みやハンガーストライキなどの実力行使に踏み切ることを決めた。

実力行使は1971年以来41年ぶりとなる。

全療協は1951年の発足以来、患者隔離を定めた「らい予防法」（96年廃止）の改正や療養所の処遇改善を訴えて、旧厚生省での座り込みなどを繰り返していた。

近年は入所者の減少や高齢化もあり、行政との対話による解決を目指してきた。

政府は01年のハンセン病国賠訴訟の控訴断念を受け、国の法的責任に基づいて療養所の生活や医療の充実に最大限努めることを約束。さらに、療養所を現行の定員削減計画の対象外とする決議が衆参両院で採択された。（引用のため数字そのまま）（http://mainichi.jp/select/news/20120719）

私はこの記事に接し「エッ、高齢の入所者がハンストを決議！」。そんなことは、させられないと思ったのです。しかし、私に行動を起こす知恵も力もない。何度かお目にかかっている神美知宏さんの顔を思い浮かべ、全国の療養所入所者自治会の賛同を取り付けられた熱意とその行動力にまずは敬意を表すことしかできないのです。

その後、九月一九日の「ハンセン病首都圏市民の会」ウエブサイトに、全療協会長・神さんの「全療協『最後の闘い』へむけて　―〈実力行使〉決議の経過と、市民への支援・連帯の呼びかけ―」と題する発言が掲載されていました。

そこには、一九五三年の強制隔離・所長の懲罰権温存を含む「らい予防法改正案」への反対闘争以来のハンスト・座り込みといった実力行使に、なぜ至ったのか。高齢となり、後遺症や重度の障害をもった患者団体が、なぜ、過激な運動を展開しようとするのかを厳しい言葉で語られています。

「ハンセン病問題基本法」（二〇〇九年四月施行）には、入所者に必要な療養の保障、医療・介護の体制整備、回復者の名誉回復などを明記しています。しかし、近年政府は国家公務員の削減政策を療養所にも一律に適用する動きが顕著になってきているのです。

これに対して、決議文は、療養所においては、国家公務員の定員削減、欠員不補充、新規雇用抑制等の対象から除外し、医療、看護・介護、給食等々のサービスを損なうことなく、療養生活上の不安を払拭し、入所者の生存権を守るようにと訴えています。

全療協によると、全国一三の国立療養所の入所者は二〇九六人（七月末現在）で平均年齢は八二歳を超え、二月の統計では寝たきりが八・八％、要食事介助者が二八・七％、認知症が二二・二％に上ると。

食事介助を例にとっても、後遺症で食事をまともに口に運べない人にはマンツーマンの介護が必要です。介護者数は一般と同じ基準では計れないのです。

神さんは、八月末、当時の小宮山洋子厚労相と面談し、療養所の職員定員が大幅に減少している状況に歯止めをかける、期間業務職員の配置も含め、充実した介護体制を確保するとの回答を得たと。しかし、全療協は来年度の予算編成に反映されるまで、実力行使体制を堅持するとの決意を述べています。

この「最後の闘い」に、日本社会の市民の支援・連帯を求めています。一般市民のハンセン病問題にたいする無関心や忘却、傍観者的態度が、回復者や入所者に対する強制隔離や人生被害を支えてきたのだと、神さんは訴えます。

「私どもは国によって被害を受けた。強制隔離の名のもとに、社会と隔てられた隔離施設のなかで、これまでに二五、五〇〇人が死んでいっている。そういう実態を、見て見ぬふりをしているのか。」

この言葉はドスンと重く私に届いているのです。

(74/2012年11・12月号)

二〇九六人の人生の尊厳を

前号では「全療協『最後の闘い』へむけて ―〈実力行使〉決議の経過と、市民への支援・連帯の呼びかけ―」をきっかけに拙文をまとめました。私は、全療協会長の神さんの「見て見ぬふりをしているのか」という言葉に、私自身の今までのハンセン病問題との関わりを問われたと受けとりました。

昨年(二〇一二)一一月五日(月祝)午後六時~八時に、東京・九段の科学技術館で開催された「いまハンセン病療養所のいのちと向き合う―実態を告発する市民集会」。

この集会に、私は参加できなかったのですが、その様子を好善社棟居勇理事長の報告で紹介します。(『ある群像』一〇二号より)

「開会前に会場は、すでに満席。多様な人が、集会の趣旨をよく理解して集まっているという熱気を感じました。全療協会長の神さんの基調報告から、最後の徳田弁護士のまとめまで、よく準備された発言で、密度の濃い集会でした。

最後に宣言文が満場の賛同を得て採択。それは、①看護師・介護員の大幅増員を図ること。②賃金職員の正職員化を国に要求し、参加者が全療協のハンストを含めた実力行使宣言を全面的に支持し、最後までともに闘いぬくことを誓うというものでした。まとめの前に熊本裁判の原告であった田中民一さん、玉城シゲさん、上野正子さんがハンストについての固い決意を述べられ、徳田さんも、九四歳、八五歳の高齢の人たちにハンストをさせるわけにはいかない、解決のために力を合わせようと締めくくられました。」

一九九六年の「らい予防法」廃止と国の謝罪、二〇〇一年の「国家賠償請求訴訟」の勝訴、二〇〇八年制定の「ハンセン病問題基本法」の二〇〇九年四月施行とハンセン病問題の解決が進んでいるかのように見えます。しかし、療養所の現場では、政府の人員削減政策により、医療・看護・介護面での質の低下が進行している現実が浮き彫りになっています。

私は、一九六〇年に邑久光明園で、ハンセン病療養所とそこで生活を営むハンセン病を患った人々に出会い、その後も好善社の活動に繋がったお蔭で、「ハンセン病問題」が、現在の日本にとって、私たちにとっていかに重要な問題であるかを思い知らされています。

明治政府は、近代国家の体面を保つために、家族や地域社会から捨てられ、今で言うホームレスとなったハンセン病患者を、保護・養育する名目で、療養所に隔離する政策をとりました。しかし、「らい予防法」は、退所規定がない法律として徐々に強化されます。患者懲戒検束権の付与、全国的な「無らい県運動」の展開など強制隔離政策が強固なものとなっていきます。

その実態が広く公開された契機は、熊本地裁に提訴した国家賠償訴訟の原告の証言です。歴代の政府による終生強制隔離の実態が明らかになってきたのです。その詳細は、『ハンセン病問題に関する被害実態調査報告書』で明らかにされ、元原告の方々が高齢となってもなお、全国を回って、証言をしておられます。

「……強制隔離の名のもとに、社会と隔てられた隔離施設のなかで、これまでに二五、五〇〇人が死んでいっている。……」。この神さんの言葉の中にある二五、五〇〇人の一人ひとりの人生は、どのような人生だったのだろうか。私の心に突き刺さりました。

もし、ハンセン病が偏見や差別の対象となっていなければ……。強制隔離が行われていなかったら……。特に治る病気となってからの人生、完治してからの人生の選択が、本人に委ねられていたならば……。

今の私には、隔離施設の中で様々な思いを持って亡くなっていった二五、五〇〇人、一人ひとりの人生を思い描くことは不可能です。しかし、これだけの人の人生を歪め、被害を与えた責任の一端を、好善社という小さな群れと共に覚えていきたいと思います。

今、国立療養所で平均年齢は八二歳を超え、後遺症と認知症などを持って生活をしている二〇九六人（七月末現在）の入所者、一人ひとりの残された人生が、人間としての尊厳が保たれることを願っています。

そのために、政府が「ハンセン病基本法」を遵守し、看護・介護職員増強を最優先し、入所者の生活の質を高め、尊厳を保障する施策を実行すべきだと思います。

（75／2013年1・2月号）

生存権が脅かされている

八月一四日、毎日新聞は、「ハンセン病療養所　来年度体制拡充　厚労相が表明」と題する記事を記者の署名入りで配信しています。（原文のまま引用）

国立ハンセン病療養所の入所者が職員削減に抗議してハンガーストライキを計画している問題で、田村憲久厚生労働相は１４日、厚労省で入所者代表らと面会し、２０１４年度は、前年度と同数の定員を確保した１３年度以上に、療養体制を充実させる意向を表明した。

ハンセン病療養所は国の合理化策の一環で職員の削減が続き、介護や看護の質が大幅に低下。入所者が「生存権が脅かされている」と訴えた結果、１３年度は削減分と同数の介護職員などが補充され、前年度と同じ職員数になった。しかし、全国ハンセン病療養所入所者協議会（全療協）が今年７月、各地の入所者に聞いたところ「加齢や認知症で介護の必要性は増し、忍耐の限界を超えている」と、さらなる職員増を求める声が相次いだ。

田村厚労相は「皆さんが１３年度の定員数でも不十分だと訴えていることを踏まえ、１

4年度はしっかり対応する」と述べた。全療協の神《こう》美知宏会長は、ハンストなどを構えつつ、14年度予算に療養体制の充実策が反映されるよう要望を続ける考えだ。【江刺正嘉】

「生存権が脅かされている」という言葉を読んで、私の瞼の中に、光明園で親しくしているKさん、Yさんの姿が浮かびます。

今、お一人で居室に居られるのだろうか、声を掛けてくれる人がいないときはどうしておられるのか、どんな気持ちなんだろうかと。

朝目覚めて、着替えや洗面、トイレなどは自分でできるのだろうか。食事は食堂で介護職の手を借りていることは知っています。しかし、目が不自由な場合は、どのようなメニューなのか、目で確かめられません。介助者の説明を頼りに、食卓に並んでいる食べ物を想像し、どれから食べるかの選択も介助者と相談していることでしょう。おかずを食べるに際しては、スプーンの位置は、どのようなタイミングで口を開けたらよいのかも、介助者の指示を頼りにしなければなりません。食事を終えるまでの介助者との言葉と動作でのやりとりは、ある種の緊張を伴う協働作業です。

このような想像を巡らせるのは、私も一八年前から車椅子生活。日常生活は妻の介助に頼ってはいますが、トイレへの移乗、入浴、自動車への移乗などは、男性の手が必要です。幸い介護保険制度が発足した時期に重なったので、現在は、ほぼ毎日、二回のトイレ介助、週三回の入浴介助を利用しています。

私の病気は、進行性筋萎縮症ですが厳密には、遠位型ミオパチーという筋肉の病気です。約四〇数年前に両手足の筋力が衰え、それから筋肉の萎縮は遅い速度ですが確実に進行しています。昨年ぐらいから両肘が持ち上がらなくなっています。こうなると、困るのが食事。スプーンやホークを弱い握力で騙すように持ち上げ、口元に運ぶ、といっても顔を近づけて迎えに行くのです。あと一センチが届かないときもあるので、前屈みになりすぎると、自力で上半身が起こせない。いよいよ食事も誰かの介助が必要となってきたのです。

記事によると、田村厚労相は一四年度の対応は、今年度の定員数を超える対応をするとのこと。しかし、介護・看護の問題は、人数だけではなく、どれだけ質の高い対人援助能力を持った人を集め、養成できるかにかかっています。

その能力とは、入所者の後遺症や身体の様子を観察し、今、何を望んでいるのか、どのような気持ちなのかなどに耳とこころを傾け、それに対応できる力です。加えて、目の前にいる人の「今」は、加齢や後遺症、認知症で弱々しい姿ですが、その人が背負ってきた人生に「尊厳のまなざし」を向けることのできる「思いやり」のこころを備えた援助者が必要なのです。

一人ひとりの入所者が尊厳ある人生を全うするために、日常生活に寄り添って質の高い援助者を確保すること、生活の質を向上する努力を惜しまない環境（現場の援助者を支えるシステムと労働条件）を整えることが、政府に課せられた責務ではないでしょうか。

（78／2013年9・10月号）

好善社近年の活動

好善社の近年の国内での活動は、棟居勇理事長を中心に理事・社員による全国療養所訪問が主たる柱です。

療養所訪問の一つは、療養所教会への礼拝応援です。

牧師職にある理事長、理事・社員によって行われている定期訪問です。

現在、多磨全生園秋津教会、駿河療養所神山教会、邑久光明園家族教会、大島青松園霊交会の四教会の礼拝奉仕に、月一回から二回の訪問をしています。この定期訪問は年間、延べ約六〇回から七〇回に及びます。

もう一つの療養所訪問は、理事・社員によって不定期に実施され、定期訪問を含め、二〇一〇年度は一六〇回、二〇一一年度は一七一回が数えられています。昨年度は実績数の集計が遅れ、算出できていませんが、二〇一一年度を少し下回ると予測しています。

好善社がこの療養所訪問を重視しているのは、平均年齢約八四歳とされる入所者の高齢化です。加えて、後遺症の悪化、合併症や認知症の発症などが深刻化しています。その日常生活に私たちは、寄り添うことはとうてい出来ません。日常の医療、看護、介護、福祉は、療養所のスタッフの働きに委ねるしかないのです。

しかし、私たちに出来ることがあります。遠くにいても「あなたのことを覚えて祈っています」ということと、出来る限り療養所に足を運んで、親しくしている入所者をお訪ねすることです。

今年も、理事・社員による療養所訪問は続けられ、訪問報告を共有し、療養所に行けない社員とも療養所の様子や入所者の近況を共有するようにしています。

定期的に礼拝奉仕をしている社員からは、礼拝の様子、出席者や体調を崩し入室している人などの近況が、簡潔な文章で、毎週のように報告されています。

その一部を。「礼拝後のお茶の時間は、A学院の学生と教師が参加、賑やかであった」「猛暑で三七度。入所者はよく出席された」「礼拝後、聖歌隊はいつものようにクリスマスの讃美歌練習に励んでいた」「Tさんが体調すぐれず礼拝欠席」「Kさん、岡山県知事と光明園からお祝いの蒲団をいただいた」「9月に召天したTKさんの納骨式を行った」「Yさんが亡くなったが、ご遺族からベンチのための指定献金があり、礼拝堂左半分にもベンチが置かれることになった。このYさんは慰廃園からの入所者」「星塚の恵生教会のKさんが亡くなられました。八四歳。またひとつの幕が下ろされました。これからの療養所という舞台では、そこに生きた方々の終焉を告げる幕が次々と下ろされるのですね」など。

それ以外の社員の療養所訪問は、かつてワークキャンプで知り合い、今も個人的な交流を続けている入所者を訪ね、近況を分かちあい、礼拝を共にし、時には食事をし、おしゃべりを楽しんで帰ってくるのです。

その報告から二つ。好善社の支援者を案内して、二泊三日で長島の二園を訪問したN社員からの報告は「皆さん高齢化で弱くはなっているが、外部者との交流を楽しみにされていることを実感した。同行のIさんは今後も長島の方々との主に在るお交わりを大切に続け、他の療養所にも同行させて欲しいとのこと。その依頼を受けて、今後も出来るだけ、足繁く国内の療養所を訪ねたいと思っている」と結ばれています。

松丘保養園を訪問したY社員の報告には、「訪問する入所者も高齢、こちらもワークキャンプから四〇年～五〇年を経ています。それぞれその当時の風景、建物、ワークキャンプ跡、入所者皆さんのこと、一緒に変貌した療養所を巡ってそれぞれに思いめぐらしました。その後、入所者の見送り、また来てくださいという声に送られて療養所を後にしました」と。

訪問報告から読み取れる入所者の状況は、高齢化による衰えに加え、永年苦楽をともにした仲間が次々と亡くなっていくことによる喪失感や取り残され感を抱く毎日ではないかと想像するのです。

ハンセン病という病気になったが故に、肉体的苦痛のみでなく、偏見や差別による社会的な制限を受け、加えて国による隔離政策によって、家族との離別、故郷の喪失、子どもを育てる希望を奪われた人生を生き抜いてこられたお一人おひとりの人生の価値を真摯に受け取り、「覚えて祈りたい」。これが私たち好善社の療養所訪問です。

（79／2013年11・12月号）

忘れてはならない

見えない壁は？

最近、約一二〇年の歴史を持つ施設の将来構想を考えるワークショップに立ち会いました。この施設は、児童養護施設、老人養護施設などを擁する社会福祉事業を地域で展開している団体です。

一九八〇年代初めに、児童養護施設において小学生の女児が指導員の暴力で幼い命を失うという事件が起こったのです。当時、同施設では児童の非行や更正を促すことが前面に出ていて、警察出身者が職員のトップ。指導員も児童を監視、管理する風潮にあったとのことです。施設の周辺には鉄条網が張り巡らされ、赤外線センサーによる監視システムが完備され、児童の無断外出や脱走を監視していたようです。

当時、新人だった職員が、そのときの悔しさ、怒りと何も出来なかった無力感を生々しく語られたのです。

この事件は、この団体の歴史に消し去ることの出来ない棘だと。その棘はその後の施設改革の原動力となったこと。加えて、今後の将来構想を描く過程でも、この事件のことを風化させないで、児童一人ひとりの多様性を大切にし、高齢者支援においても、一人ひとりの人生に寄り添っていきたいと述べられました。

この話を聞いていた若い職員の発言。「今は鉄条網や赤外線センサーは付けられていないが、ひょっとしたら、今も私たちが、見えない鉄条網を張り巡らせ、大人の価値観で彼らを縛り付けているのではないかとの問いかけを受けたように感じる」との感想。現場の職員の自戒の念を込めた発言と私は受け取りました。

この一連の応答を聞きながら、ハンセン病と療養所の歴史を思い浮かべていました。

日本のハンセン病事業の先達は、明治初期に来日したキリスト教の宣教師たち。彼らは、家族から離れ、故郷を捨てて、都会の賑わいの中で徘徊する患者に救済の手をさしのべたのです。ハンセン病は感染症と分かっていても治療法のない時代に、少しでも治療ができること、安心して暮らせること、そして宗教的救済を願って、療養所や病院を設立したのです。このときの塀は、患者を不安と貧困から守る壁でした。

一方、国は、「らいは恐ろしい伝染病、民族浄化を目指す文明国の恥」という考え方に先導されて、一九〇七（明治四〇）年、「癩予防ニ関スル件」いわゆる「らい予防法」を成立させます。ハンセン病の予防・治療と患者の福祉を目的としていたにもかかわらず、実態は人権無視による強制隔離・収容、患者撲滅であったのです。以後公立療養所、国立療養所が設置されますが、その内部で行われていたのは、患者の子孫断絶のための断種手術、堕胎。それは患者の所内結婚を認める代償であり、逃亡防止策でもあったのです。

人里離れた山里に高い塀を造り、あるいは海に隔てられた離島に設置された療養所の壁は、患者を隔離し、管理する厚い壁だったのです。

「らい予防法」設置以来、一般社会での偏見・差別は増幅され、加えて、昭和初期の「無らい県運動」は、国民総動員的な絶対隔離政策推進の運動となりました。国民はハンセン病患者を告発することをよしとする通報者となっていくのです。療養所の隔離の厚い壁に加えて、この運動によって国民は、患者を排除する無作為の厚い壁を社会に張り巡らせたのです。

太平洋戦争後、新薬によってハンセン病が治る病気となっても、全患協が「予防法」改正を求めた激しい闘争によっても、法律による強制隔離の厚い壁は、一九九六（平成八）年まで崩れることはなかったのです。

そして、二〇〇一（平成一三）年の国賠訴訟の熊本地裁での勝訴判決によって、元患者の人権侵害の厚い壁が取り払われ、人権回復、人間回復の一歩が踏み出されたのです。

そして今、多くの市民がハンセン病の理解を求めて、療養所を訪れ、入所者と交流をし、ハンセン病の歴史、中でも元患者一人ひとりの人生被害を受け止めようとしています。しかし、約一〇〇年に及ぶ長い間、隔離の壁を温存していたことに、私たちも深い反省をしなければならないのです。

そして、今は目に見える隔離の壁はないかもしれませんが、こころの病を持っている人々、異質と思ってしまう人々などとの間に見えない壁を築いてしまうのではないかという問いを、私は失いたくないと思うのです。

（80／2014年1・2月号）

エンド・オブ・ライフ・ケア

私は今年（二〇一四）の二月下旬から体調を崩し、免疫力低下で、右足に蜂窩織炎《ほうかしきえん》を発症、三月一日から一二日間の入院を余儀なくされました。治療は抗生薬の点滴のみ。筋萎縮症で立ち振る舞いままならない私の入院生活は、ベッドの上か車椅子に座っているかです。治療や看護は点滴と検温、血圧測定、血糖値測定です。それ以外は自分の生活です。病院は完全看護とはいうものの、自分の身の回りのことは自前でというのが、病院側の暗黙の了解なのでしょう。しかし、私の場合はベッドの上でも、体位変換、背もたれの上げ下げ、足の位置調整、ベッドから車椅子への移乗、洗面・歯磨き、食事介助、新聞やＴＶの介助、そしてトイレ介助、洗髪などなど、治療に伴う作業よりも生活介助に看護師さんや看護助手の方々の助けが必要なのです。

ナースステーション内では、私の看護計画が作成され、勤務の交代時には、共有されていたことでしょう。しかし、私にとって厄介なのは、一日三交代で勤務する看護師さんに、私の看護・介助は初めてかどうかを確かめなければならないことです。もう一つは、院内感染防止のために、ほとんどの看護師さんがマスクを着用。私の方から個人を特定出来ないことです。初めての看護師さんには、どうしてほしいかを逐一説明しなければならないのです。ナースコールで、来室する看護師さんは、忙しそうで、その勢いに押されたとき、私は要望することを少しあきらめるのです。ところが、退室されて数分すると、我慢したところが、具合が悪くなり、再度ナースコール。

事ほど左様に、短い入院中であっても、自分の望む日常生活の質を確保することがいかに困難なことであるかが改めて気づかされました。

入院も終わりに近づいた頃、ハンセン病療養所の親しくしている入所者一人ひとりの顔を思い浮かべながら、近頃はどのような日常生活をしておられるのだろうかと思っていました。ハンセン病の後遺症である手足の不自由度は増し、視力を失い、合併症を患い、高齢化がそれらの症状をより重くしていることは容易に想像できます。

私の入院生活は、たかだか一二日間。入所者の入所期間は、六〇年から七〇数年に及ぶでしょう。近年は、看護師、看護助手、介護員などの職員の助けを受ける割合が増えていることでしょう。入所者の平均年齢が八三歳を超える状況になり、これから残された人生において、人間としての尊厳を保ちながら、一日一日の生活の質を保持することは、人権回復の基本です。

こんなことに、私が思い巡らせているとき、第七五回定期支部長会議の決定事項を報じている「全療協ニュース」を目にしました。

この会議では、一昨年来、「ハンスト」も辞さないという実力行使を覚悟した、職員定数削減阻止の取り組みを続行し、早期の解決が宣言されました。

もう一つの協議は、邑久光明園青木美憲副園長が提唱されているハンセン病療養所における「エンド・オブ・ライフ・ケア」チーム及び人権擁護委員会の設置についてです。

青木副園長の提案によると、従来の終末期ケアは、主に末期がん患者を対象としたターミナルケア、緩和ケアで、終末期医療に重点が置かれていたが、「エンド・オブ・ライフ・ケア」は、いつか迎える死を意識しながら、残された時間を本人にとって最善の「生」を豊かで尊厳ある生活として生きられるように支援する考え方だとのこと。

もし、この「エンド・オブ・ライフ・ケア」の考え方と実践が、即刻、療養所に導入されるならば、先駆的な役割を果たすのではないでしょうか。高齢化社会の到来が確実となっている日本の社会の先駆けとして、今の療養所は存在しているのではないでしょうか。

予防法廃止以後、国が最後の一人まで看取っていくという約束を実現するための具体策を、このケアの考え方が示唆していると思います。

私は、療養所の外にいて、日常的に入所者の生活に寄り添い「エンド・オブ・ライフ・ケア」の一端を担うことはできません。しかし、祈ることはできます。「エンド・オブ・ライフ・ケアを実現しようとする全療協の皆さんと医療・看護・介助に携わっている人々に知恵と力をお与えください」と。


（81／2014年5・6月号）

講演「無らい県運動と菊池事件」から

好善社は、毎年六月末から七月はじめに関東と関西で「ハンセン病を正しく理解する講演会」を開催し、ハンセン病問題の啓発活動をしています。

講演の一つの柱は、ハンセン病を患い、療養所に長い間強制隔離されていた入所者の証言。もう一つはハンセン病問題に関わる医師や弁護士の講演です。

今年（二〇一四）は、関東では、国立療養所栗生楽泉園入所者の石浦教良さんを招き、「私の歩んだ道—草津よいとこ？　75年」との演題で、入所者の体験を聞きました。関西は、ハンセン病国賠訴訟西日本弁護団代表で弁護士の徳田靖之さんから「ハンセン病問題が今、問いかけていること」と題して、「無らい県運動と菊池事件」の講演でした。私がこの講演で感じたことを。

徳田さんは、「無らい県運動」の時代背景、特に国民（私たち）がどのようにハンセン病患者を密告し、強制隔離政策に無自覚に荷担していったのかを丁寧に説明され、この運動が蔓延させた偏見・差別の風土が、五〇年前の菊池事件の背景になったのだと。

菊池事件とは、一九五一（昭和二六）年に熊本県菊池郡で発生した爆破事件および殺人事件です。被告人がハンセン病患者であると通報され、熊本の菊池恵楓園への入所を強制されたことを逆恨みしての犯行とされた事件です。差別に基づく冤罪であったとして再三の再審請求が起こされているのです。

今、再審請求の壁になっているのは、遺族の「これ以上、傷つきたくない。騒いでほしくない」という深い苦悩に満ちた想い。それは家族がハンセン病から受けた深くて重い被害に根ざすものです。しかし、菊池事件の再審請求は、国民的運動として推進することが、「無らい県運動」を無自覚的に容認してきた私たちの責任だと、徳田さんは訴えられたのです。

徳田さんは、講演の前置きで「私はハンセン病問題では新参者です」と述べられました。

講演後にも、私に「新参者」と。その言葉に私は「時間が長けりゃいいというものではありませんよ」と応えました。

私はすでに五〇数年の長きにわたって、ハンセン病療養所に出入りし、入所者の方々と交流を持ち、彼らから多くのことを与えられてきました。その中では、強制隔離政策のことも知りながら、それを自明のこととして入所者の皆さんと親しくしていたのです。

私は「らい予防法」廃止の運動にも積極的に参加せず、当時の全患協の運動を支持するぐらいの動きしかできていません。その後、熊本地裁に国賠訴訟を提訴した原告の皆さんの証言に接し、弁護団の報告の中で発せられた「人生被害」という言葉を聞いた時、私は大きな衝撃を受けたのです。

今まで交流して入所者の背負ってきた人生は生半可なものではないと気づいていました。しかし、本来、家族や故郷の人々に囲まれて過ごすはずであった人生そのものが、隔離政策によって剥奪された事実の重さを想像できてはいなかったのです。さらに、入所してからの人生も、園内作業という強制労働、断種や堕胎を前提にした結婚、子どもを産み育てるという人間本来の喜びや楽しみを奪われていたのです。そのような入所者の言葉では表せない人生を、心底理解していなかったことに気づかされたのです。

ハンセン病問題の視点の一つは、憲法の定める基本的人権の侵害です。すなわち誰にでも等しく与えられた「自由」である権利が侵害されたということです。この重大な人権侵害を見過ごしにしてきた責任は、誤ったハンセン病の理解に基づく偏見・差別によって無自覚的に容認してきた日本の社会、それはその時代の「私」であり、「私たち」なのです。

この問題の二つ目の視点は、重篤な人生被害を身に受けているにもかかわらず、強制隔離の療養所の中で、人間としての尊厳を失うことなく生きた一人ひとりの誇り高い人生が存在していることです。

私の原点は、若い日にこの誇り高い人生を生きる入所者に出会ったことです。しかし、その頃の私には、若くて元気があり、文学や信仰によって生き生きと生きる姿、明るい光に浮かび上がる姿しか見えていなかったのです。しかし今、私の親しくしている一人ひとりの入所者に目を向けると、その人の存在を浮かび上がらせている濃い影と深い闇に気づくのです。

（82／2014年7・8月号）

骨壺を運ぶ

好善社の今年（二〇一四）八月のニュースです。かねてから栗生楽泉園の聖慰主教会では、教会の納骨堂の改修を計画していました。やっとその計画が固まった八月初旬に、好善社に骨壺の移動作業の協力依頼がありました。作業の内容は、約五五〇の骨壺の移動です。骨壺の「運び出し」に約二日、納骨堂内の改修が済み次第、再び「運び入れ」の作業が約二日の予定。人数は五名から一〇名程度必要とのこと。

日程が決まったのが、八月初め。急遽好善社内で、小ワークキャンプ参加へのメールが流されました。早速、若いときにワークキャンプを経験した社員が協力を申し出て、その友人や家族が参加を表明したのです。

私の不自由な身体では、残念ながら参加はあきらめてしまいました。そこで、参加者の報告や感想を読んで、記事を書くことにしました。そして、このワークは、好善社の仲間に「療養所で生き、天に召された一人ひとりの尊厳」をしっかりと受けとる機会となったことに感謝したいのです。

さて、このワークキャンプは、八月一八日（月）午後～一九日（火）に、好善社から五名が現地に集まり、聖慰主教会の代表の石浦教良さん、松浦司祭、コンウォール・リー女史顕彰会の会長の萩原利彦さんが参加。石浦さんの指揮で、納骨堂の近くに建てられた仮小屋に骨壺を運び出す作業を始めました。

納骨堂は、楽泉園から草津の町へ向かって国道二九二号線を一キロ強、「西部火葬場」を過ぎた丘の上にあります。国道から上る小径は普通の車では上れない狭い山道です。膝を痛めておられる石浦さんは、車椅子を坂の下に置き、杖をたよりの上り下りです。

作業は、石浦さんが事前に納骨者の名簿を丹念に調べ上げ準備をしておられたお蔭で、早く召された人の骨壺から、一つ一つ名前を確かめ、入り口近くの机に並べ、ほかのメンバーが丁寧に積年の埃をぬぐい、納骨堂から運び出し、近くの仮小屋に仮置きをするのです。今回の計画に協力した藤原真実社員は報告書で納骨堂の様子を、次のように表現しています。

「二〇一一年三月一一日の東日本大震災と翌一二日の長野県北部地震で草津もだいぶ揺れ、納骨堂内でも骨壺が落ちて壊れる被害が出たため、石浦教良さんはこころを痛めて納骨堂の改修工事を計画されました。納骨堂の棚板はもろく、作業する間にもコンクリートが壊れて落ちてきます。カマドウマの糞がいたるところにあり、かなり新しい骨壺にもこびり

ついていました。」（「ある群像」一〇六号〈骨壺と向き合って〉より引用）

このようにして、約五五〇口《こう》以上ある骨壺のうち、約四〇〇口《こう》を運び終えて午後四時頃に一日目の作業を終えました。

二日目は、朝八時半から始め、新しく社員とその家族も加わって、前日の作業を継続し、一一時頃に作業は終了となりました。

第二回目のワークは、納骨堂の棚の改修などが完成したあと、九月一日～二日に行われています。

好善社は一九六三年から全国の療養所でワークキャンプをしてきました。初めは、所内の道路の整備や海岸の清掃、あるときは、所内から地域社会に通じる道路を。そして将来必要になる納骨堂予定地の整備作業などをして、一九九八年の栗生楽泉園でのワークを最後に終了したのです。今回のワーク参加者は五五歳から八〇歳のシニア層です。若いときにワークキャンプで療養所を訪れ、汗を流し、その後入所者との交流を続けてきた仲間です。

療養所での好善社のワークキャンプは、かつて私たちが強制隔離の療養所に追いやったハンセン病を背負った人々との和解を求めて汗を流しに行くのだというのが、藤原偉作前理事長のメッセージでした。

今回の骨壺移動のワークは、好善社の仲間がかかわったこの療養所の人々の骨壺を、名前を確かめながら両手で包み込むようにして運ぶ様子を想像すると、ハンセン病を背負った人生を歩んだ人との和解のつとめの貴重な働きではなかったかと思います。

そして、骨壺として存在する一人ひとりの人生を覚え、その固有の人生の重みを両手で受け止める幸いな機会が私たちに与えられたのだと感謝しています。

（83／2014年9・10月号）

神美知宏さん、谺雄二さん追悼

今年（二〇一四）は、療養所から訃報がたくさん届きます。主に療養所教会から届く訃報で、かつてワークキャンプで出会った方々の死去の知らせです。この訃報は、好善社社員の間で共有され、親しくしていた社員が葬儀に参列することもしばしばあります。好善社としては、教会宛にお悔やみの手紙を出すことにしています。

今年は全国の療養所と、入所者と親しくする私たちにとって、重要な人物が五月に亡くなられました。

一人は、全国ハンセン病療養所入所者協議会会長の神美知宏《こう》さん、もう一人は、国賠訴訟全国原告団協議会元会長の谺《こだま》雄二さんです。

神さんは、五月九日心疾患のため八〇歳で、谺さんは、五月一一日肺がんのため八二歳で亡くなられました。神さんは一〇日から群馬県草津町で開催されるハンセン病市民学会に参加される予定だったのです。

毎日新聞（八月二五日の「悼む」）で江刺正嘉記者は、「市民学会で自ら発表するはずだった緊急アピールを、亡くなる前日の夕方までかかり、口述筆記で完成させた。文章は『刀折れ、矢尽きるまで闘い抜く』と結ばれていた。ハンセン病問題解決のために一生をささげた人生にふさわしい最後のメッセージだった」と記しています。

また、同じ記者が、亡くなる前日に栗生楽泉園の病棟で危篤状態の谺さんに面会し、「病室に置かれた車椅子の背にスーツが掛けられ、しっかりと見開いた大きな目は、その日から町内で始まったハンセン病市民学会に登壇したいと訴えているように見えた」という追悼記事を書いておられます。（毎日新聞・九月八日・悼む・江刺正嘉）

神さんと谺さんは、ハンセン病問題解決のために全力を尽くされた功績が大きく評価され、その遺志を後世に引き継いでいく責任が私たちに残されています。

好善社は、神さんを、毎年六月～七月に開催している「ハンセン病を正しく理解する講演会」の講師としてお招きしたことがあります。二〇〇五年七月二日（土）、場所は日本基督教団柿ノ木坂教会でした。当時は、全療協事務局長で、二〇〇一年国賠訴訟原告勝訴の判決の後に組織された「ハンセン病問題に関する検証会議」が二年五カ月を費やして二〇〇五年三月にまとめられた「報告書」をもとにして、ハンセン病問題の解決はむしろこれからであることを強く訴えられました。

演題は、「人間回復の証言―『ハンセン病問題に関する検証会議最終報告書』が問うもの」でした。

講演は、昭和二六年に一七歳で高校退学して大島青松園に入所。その時の主治医から、病気が治ったとしても療養所から出すわけにはいかないといわれたときに、全身に冷水を浴びせ掛けられたような強い衝撃を感じたことを、まだ昨日のことのように覚えているという話で始まりました。そして、神社の宮司の次男として生まれたが、母親が家の中では聖書を読んでいた影響もあって入所後に大島霊交会に所属。生きるか死ぬかという強いジレンマの中で神と向かい合う一人の人間として、今後の人生の道を見出せるかもと思って洗礼を受けた。入所の一〇年後、病気が完治し社会復帰を黙認すると告げられたが、園に残ることにした。

それは療養所の納骨堂に、家族に引き取られない遺骨があり、死んでも人間扱いされない入所者の現実を何とかしたいと思ったからだと。生涯を入所者の人権回復運動にささげようと、自治会活動に専念するようになったことを話されました。（好善社ブックレットNo.1より）

神さんの講演当時で、二四、〇〇〇人の遺骨が全国の療養所の納骨堂に安置されていたのです。

今年五月の統計では、入所者数一、八四〇人ですから、二〇〇五年の三三〇〇人とすると、約一、五〇〇人の遺骨が増えているということになります。

全国の療養所にある納骨堂は、整備され、丁重に骨壺が安置されるようになっています。しかし、国の誤った政策と私たち社会の偏見差別によって、甚大な人生被害を負った人生が一つ一つの骨壺に納められてもなお、人権の回復は実現していない現実が残されています。神さんの無念さと、納骨堂に残る約二五、五〇〇人の重い人生を忘れないと、私は誓いたいのです。

（84／2014年11・12月号）

千島染太郎さんからの年賀状

新年のお慶びを申し上げます

私たちが、自分自身を知ることができるのは、他者を知り、他者に知られることによってだけである。

L・ハウ著『対話の奇跡』1970より

自然災害と人が傷つけあうニュースがあふれています。20年前の阪神淡路大震災の記憶が心の奥からよみがえってきます。今年こそは……平穏な年になりますようにと、静かに祈りたいと思います。　皆様のご健康と平安を祈りつつ。

これは私の年賀状の文面です。ハガキ面は横書きで上に朱の篆刻の印「虚日風信」を配置し、新年の挨拶文の下に、最近読んだ書籍から心に残った言葉を引用しています。毎年同じ形式の年賀状です。できれば手書きで一筆加えたいのですが、手の不自由なことを理由に断念しています。

さて、昨年末にアシスタントの手を借りて、今までの年賀状を整理していると、独特の味わいのある「染太郎」の文字が目に入ってきました。これはと思って、すぐにこの文字を手がかりにハガキを抜き出しました。

「染太郎」とは、千島染太郎さん。

千島さんは、光明園で二〇〇三（平成一五）年六月二一日、八二年の生涯を終えられました。

私は、一九六二（昭和三七）年夏の関西学院大学のワークキャンプ終了間近に、千島さんと出会ったのです。それ以降、機会あるごとに居室を訪ねました。文学の話、病気との付き合い方、果ては世の中の動きについてなど、熱く語られる姿に、その度ごと、私の心が揺さぶられるのを感じていました。

今回は、千島染太郎さんの私宛の年賀状に添えられた俳句や添え書きから私の想いを千島さんに届けたいと思います。〈　〉は筆者注

一九七一（昭和四六）年

初暦　一という字の　潔き　〈いさぎよき〉

一九七二（昭和四七）年

永い人生には蹉跌もあれば、円滑もあります。苦悩を超越して、潔く生きたいと思い

ます。

一九七四（昭和四九）年

一行で足る　情懐や　初日記

理想と熱い祈りと常に学生時代の、若い強い、実践を示しておられる学兄に心服しています。

一九七八（昭和五三）年

初凪の　磯一点の　鷺の白

一九八二（昭和五七）年

古独楽となっても　失せぬ　朱の艶

一九八三（昭和五八）年

旅人めく　想ひに仰ぐ　凧一つ

一九八四（昭和五九）年

初暦　一といふ字の　潔し

一九八七（昭和六二）年

野の沖に　立つ煙見ゆ　初景色

一九八五（昭和六〇）年

初夢の　覚めし　瞼の濡れゐたり

一九八五（昭和六四）年

旅人めく　一月の海　見てをれば

一九九〇（平成二）年

いろは歌留多　遙かなる日々　散乱す

一九九二（平成四）年

新日記　頁かそかに　匂ひけり

一九九四（平成六）年

新春といふ　言の葉の　美しき

一九九五（平成七）年

白妙の破魔矢こそ　我が志

「潔い」（いさぎよい）という言葉は、千鳥さんの毅然とした、清らかですがすがしい生き方を的確に表しています。そして年老いてもなお「朱の艶」を失わずに、海につながる「磯」に一点の白さ（潔さ）として存在していたい。しかし、時として幼いときの思い出か、望郷の念か、ハンセン病との葛藤の日々か。「遙かなる日々」を密かに思い、瞼をぬらす。この影が凛とした千島さんの人生を際立たせているのです。

年賀状の俳句から、私は約一〇年前の葬儀では言葉にならなかった弔辞をやっと届けることができます。天国の千島さんに受け取ってもらえることを願って。


（85／２０１５年１・２月号）

好善社の国内療養所訪問活動

好善社は、二〇一四年四月に、「社団法人」から「公益社団法人」に移行しました。活動の上では大きな変化はないのですが、監督官庁への手続きや報告など、運営面で透明性が求められます。公益社団法人となったことでの利点は、税制上の処置として、賛助会員や一般寄付者が確定申告時に寄付金控除が受けられることです。賛助会費や寄付によって活動が支えられている好善社にとっては、間接的な公的支援と言えます。

好善社の公益性が認められたことは、私たちの活動の目的やミッションが一層問われることになります。

近年、好善社が掲げている活動は、(一) 国内ハンセン病療養所訪問と入所者との交流、(二) タイ国のハンセン病コロニーへの看護師派遣と姉妹団体チャンタミット社（ハンセン病関係NGO）への財政支援・人的交流、(三) ハンセン病回復者の名誉回復と尊厳ある老後の実現のための啓発活動です。

今回は、国内療養所の訪問を通して、私たちに見えてきた入所者の実情を探ってみます。私たちの国内療養所訪問活動の一つは、「個人訪問」です。かつてワークキャンプで出会った入所者の方々を訪ねてさらに親交を深め、一人ひとりのいまの気持ちや想いを聴かせていただくことです。

二つ目は、一九六三年以来三五年間、私たちが実施したワークキャンプの引き受け手であった療養所内のキリスト教会（療養所教会と略す）との交流と「礼拝奉仕」です。最近の訪問は、入所者の負担にならないように、一人あるいは数人で、日曜日の礼拝や平日の祈祷会に合わせることを心がけています。しかし、近年は後遺症による不自由さに加えて、加齢による合併症での入室や認知症の進行によってコミュニケーションが取りにくくなってきています。

三つ目の訪問は、キリスト教会の礼拝での「説教奉仕」です。好善社の社員には数名のキリスト教の牧師がいます。彼らが手分けをし、四つの療養所教会を定期的に訪問して礼拝や祈祷会を共にし、出席した入所者と懇談、欠席の方の居室や病室を訪問しています。礼拝奉仕をしている教会でも、高齢化と病気などで出席者の減少が顕著になってきています。

好善社は、全国一三国立療養所にある二九のキリスト教の教会と永い間かかわりを持ってきました。それぞれの教会は、単立教会、カトリック教会、日本聖公会、日本基督教団、キリストの教会等に属しています。

毎年一二月末で、各教会に属する信徒数を好善社で調査集計して広報しています。この調査は、約四〇数年継続しています。五、六年前から各教会でいままで事務処理を担当していた方が、病気や後遺症の悪化で作業が出来なくなったために、回答が返ってこない教会が多くなってきました。同じ園の他の教会にお願いして、集計を図ったりしています。

二〇一四年一二月末の各療養所の入所者数調査は、各園長宛で回答を得ました。結果、総入所者数一七五八人（男八五四／女九〇四）、昨年差は減一三〇人で、そのほとんどの理由は死亡です。教会員数の調査では、二九教会の合計で五二八人（男二一八／女三一〇）、昨年差は減四四人となっています。

教会員数の多いのは、沖縄愛楽園「祈りの家教会」の七二人、「長島曙教会」の五〇人です。三〇～二〇人の教会が一一教会、一〇人台は四教会、一〇人以下は一二教会です。最小は奄美和光園「名瀬教会和光伝道所」の一人です。しかし、毎週の礼拝出席者となるとその半数以下になっているようです。すでに毎日曜日の礼拝が困難になり、隔週にする教会も出ています。

ちなみに、「光明園家族教会」は二五人（男一〇／女一五）ですが、礼拝出席は五名前後です。

家族教会と熊本・菊池恵楓園「菊池黎明教会」、鹿屋・星塚敬愛園「恵生教会」では、療養所外の信徒が礼拝を共にし、教会の雑務を担っているケースも出てきています。

いずれにしても、各療養所教会は、入所者の信徒の方々がその人生を全うされ、天に召されることによって、教会の活動を閉じていくことになるでしょう。私たち好善社は、すでに始まっている終焉のときを、可能な限りの訪問を通じて、寄り添い祈りつつ支えたいと願っています。

（86／２０１５年３・４月号）

人生サポートチームに期待

私は学生時代に邑久光明園でのワークキャンプに三年続けて参加しました。その年の秋の大学祭で、私の属していた宗教総部は、ハンセン病の正しい理解のための展示ブースを開設しました。

その会場で『忘れられた島』という小冊子を配布。そこに私が書いた文章を確かめたくて、この小冊子を探しているのですが、まだ見つかっていません。

私の記憶では、その文章の中で、「ワークキャンプで訪れた邑久光明園・ハンセン病療養所は、私たちの生活する社会の縮図」だと書いたのです。そこでは入所者（患者）さんは夫婦舎や個室の住居棟で生活し、自治会が組織され、病気の軽症な方は、園内での様々な作業をされている。園内での結婚は認められているが、子どもを産み育てることは出来ないので、家族代わりの世話人制度を設けて、支え合っている。園内には本館（病院・病室）を中心に、売店や理容店、浴場、お寺、神社、キリスト教会、野球グランド、公会堂（映画館・演劇・コンサートの会場）などの設備が整い、文芸や音楽などの文化芸術活動も活発に行われていました。年一回、わずか約一週間のキャンプで見えた入所者の日常生活でしたが、そこは平穏なコミュニティーでした。それは私たちが生活する一般社会の縮図のように思えたのです。

しかし、それは強制隔離政策によって創られた療養所内だけで完結する社会だったのです。中でも園内作業は療養所創設当初から軽症患者を「互助」という名目で、低賃金で働かせてきたのです。それが軽傷者の後遺症を悪化させる大きな要因だったということも、私は後から知ることになったのです。

そのときから、約五〇年を経た今、八〇歳を超える高齢となられた入所者の皆さんとの交流をとおして、私は、一人ひとりの「人生」に想いを寄せるのです。

すでに光明園では、数年前から青木美憲先生が提唱された入所者の人権を守るしくみとして、これまでの入所者間の「世話人制度」を「人生サポートチーム」が、「自治会制度」を「人権擁護委員会」が連携して補完する形で、活動を積み重ねられていると聞きます。

「人生サポートチーム」は、青木先生の提唱によると「エンド・オブ・ライフケア」。それは、年齢・疾患・健康状態を問わず、「生きることに向き合い」、看護・介護を必要としているすべての人に提供されるケアのことで、「人生サポート」と命名しています。

このチームの目的は、①入所者一人ひとりの尊厳を守り、あなたらしい人生が全うできるように最善の支援をする、②「限りある生を生きること」を共に考える、③入所者の方はどうしたいのか友人・職員と語りながら、意思決定をする、④職員はその意思決定を支援する、ということです。

一般社会の高齢化と少子化傾向が顕著になってきている現状に重ねてみると、療養所社会はその縮図として一歩先取りの状況にあるのではないでしょうか。

それを前提にいうならば、療養所での人生サポートチームの活動は、高齢者がどのようにケアされ、人間としての尊厳が守られて、意味ある人生を送ることを支援するかという先駆的な試みではないかと思うのです。この試みは、一般社会の高齢者・障害者施設さらには在宅ケアの現場の取り組みに役立つのではないでしょうか。しかし、光明園で取り組もうとしているこの試みを担っていく職員の方々の努力を想像すると、その困難さを考えずにはおれません。

なぜなら、入所者の一人ひとりが一般社会の高齢者と大きく異なるからです。病気への偏見・差別と、強制隔離政策によって受けた「人生被害」という深い心の傷を負って、長い人生を生き、その意味を問い続けられた事実です。その人生の振りかえりの作業を阻むことがあります。高齢化や認知症が進む中で、その人らしさを知るための問いかけをしても、的確な言葉を引き出せないことが起こります。その人の側に寄り添い、ゆっくりと時間を取って、その人の語る言葉を受け取り、確かめるなどのやりとりは、根気が必要となります。実際には、私の想像の範囲を超えることがあると思います。

どうか、この人生サポートの関わりが、入所者一人ひとりの深い慰めに繋がりますように祈っております。

（88／2015年7・8月号）

生きぬいた物語

奪われた人権の回復

私がこの連載を始めたのは、二〇〇〇年一月・二月号からで、一六年目を終わろうとしています。途中何度か休載をしましたが、今回で九〇回を数えます。

これだけ長く「楓」誌の誌面を提供してくださった編集部の皆さんに感謝しています。

連載を始めた頃は、二〇歳の時にワークキャンプで大きな影響を与えてくださった入所者の皆さんに、六〇歳になった私がどのような人生を歩んできたのかをお伝えし、聴いてもらいたいという思いでした。

しかし、一六年の歳月は、受け取ってもらえる方々が、一人二人と鬼籍に移っていかれます。残っておられる方々も合併症や視覚、聴覚の加速度的な衰えや認知症などによる障害が残酷にもハンセン病の機能障害に追い打ちをかけています。私はここに来て、この文章を誰に読んでもらいたいと思って書いているのかを見失っている状態です。

今一つは、近年、私が療養所を訪問する機会が少なくなったことです。それは、原稿を書くために必要な療養所の生きた情報から遠のいていることです

その補いとして、好善社の社員で、月一回ぐらいの頻度で、療養所教会の礼拝奉仕をする、また、古くから親しくしている入所者を訪問するなどの活動を続けている彼らの報告や写真によって、最近の療養所や教会の様子そして、私も馴染みのある方々の様子を思い浮かべ、この短文を書いています。

このような複雑な気持ちを抱いていたとき、今春まで療養所の現場におられた畑野研太郎光明園名誉院長の講演録を読み、私ははっとさせられました。

以下、前号の畑野先生の文章を引用しながら、私の気づきを書いてみようと思います。

(「楓」2015年9・10月号、「　」内は引用)

「ハンセン病を患われた方というのは、病気という理由で終身刑を受けた人たちです」。そして、子孫を残すことを拒否され、家族との縁、コミュニティー、社会との縁、自分の可

能性や未来との縁を奪い取られた人たちだと述べておられます。

現在の私たちの社会で顕著になっている「無縁社会」の先取りと言えないでしょうか。

「無縁にされながら無縁とならない戦いを闘ってきた彼らのエンパワーメントの物語の主役というものは、当然、当事者であり、私たちは彼らの物語から非常に多くを学ぶことができるのです。しかし、彼ら自身が語れなくなる時が近づいています。彼らのエンパワーメントの物語を語り伝える仕組みと方法を作りあげなくてはならない時期が来ているのです。」

今まで、私は彼らの苦悩と絶望の物語を聴いてきました。そして、その背後の見えないところに、私たちが想像し得ない物語があるに違いないと。しかし、それは彼らの苦悩の物語を増幅させていただけなのです。

畑野先生によると、過酷な状況の中で、彼らは、療養所という限られた空間でコミュニティーを築き、縁をつなぎ、社会と闘う道を選び、国家や社会という敵とも縁を結び、情報発信をして味方との縁を結んだのです。その縁によって奪われた人権を回復したというのが、彼らのエンパワーメント(力をつけること)の一つだと。

もう一つのエンパワーメントは、信仰や様々な創作活動によって自己実現の道を選ばれたことです。

アメリカの心理学者のA・マズローが整理した人間の持つ欲求の「5段階説」で言うところの欠乏欲求である、生存の欲求・安全の欲求・愛情と所属の欲求・承認・名誉の欲求を様々な縁を結び乗り越えて、自分らしく、ありのままの自分を生きる「自己実現」の境地を生き生きと歩んでおられることです。

このエンパワーメントは、私が光明園でワークキャンプをした時に出会った彼らの中に、すでに芽生えていたのです。社会からの長年にわたる執拗な差別・偏見にさらされていても、強制隔離の壁の中で自らが主役である物語を生き抜き、そのパワーで、私たちの偏見と差別を砕き、無縁社会へ挑戦する先駆者として、私たちの前を歩んでおられるのだということに、私は気づかされたのです。

私ができる支援は何か。彼らが生きたエンパワーメントの物語を苦悩と絶望の物語と共に、聴き、祈りを持って、身近な人たちに伝えていくことです。

（90／2015年11・12月号）

恵生教会創立八〇周年記念礼拝

久しぶりに療養所を訪問する機会を与えられました。二〇一五年一二月二日から四日まで二泊三日の日程での、鹿児島県鹿屋市の星塚敬愛園の訪問です。

目的は、同園の恵生教会からご招待を受けた「創立八〇周年記念礼拝・感謝会」への参加です。

二日午後二時半頃、鹿児島空港で、好善社からの参加者九名が合流。同園の入所者上野正子さんと職員の出迎えを受け、園のバスとレンタカーに分乗して出発。この日はあいにくの激しい雨。二時間弱のドライブで敬愛園の面会人宿泊所（新星塚荘）に到着しました。

その玄関で、恵生教会信徒代表の福仲功さんたちに迎えられました。用意された部屋は新築の匂いの残る立派な部屋で、昔の宿舎を知る者には驚きです。

夕食時に、記念誌『続・恵みに生かされて』をいただき、その立派な出来映えに感嘆しました。

翌三日の朝食後、記念礼拝までの間、好善社のメンバーと共に、懐かしい方々の居室を訪問し、ご挨拶をして回りました。約二〇年ぶりに訪問した私は、すっかり変わっている園内に戸惑い、たびたび訪れている仲間に案内を任せました。私は一九六四年のワークキャンプ、一九八二年と八三年の教会生活研修会で出会った数名の入所者と再会することが出来ました。

恵生教会の創立八〇周年記念礼拝は、午前一〇時から同教会礼拝堂で開催されました。参加者は約一〇〇人、礼拝堂はほぼ満席。鹿児島教会をはじめ近隣教会の牧師と信徒、好善社などの招待客、そして恵生教会の信徒、介助やお手伝いの職員の方々で、正面講壇には、好善社の棟居勇代表理事と歴代の鹿児島教会牧師、近隣の牧師の方々が並ばれました。礼拝は、恵生教会の赤瀬川澄男牧師の司会で、元鹿児島教会牧師・北島敏之先生の記念説教、講壇の先生方からは個性豊かな祝辞が述べられ、福仲さんの祈祷で終了しました。

正午から会場を公会堂に移し、創立八〇周年並びに『続・恵みに生かされて』出版記念・感謝会は、福仲さんの司会。賛美と祈りで始まり、棟居代表理事が、記念誌を巡っての挨拶を述べられた。その後、会食と懇談の時を経て、後藤正道園長、岩川洋一郎自治会長の挨拶。続いて同教会信徒や参加者のスピーチ。私も約五〇年前のワークキャンプで、園の東側の土手と垣根を崩し、園内側の道路を作り、その後公道と連結されて、鹿屋への近道となっていることを紹介しました。

感謝会に続いて、福音歌手北田康広さんの「賛美とトーク・コンサート」。馴染みの深い讃美歌、歌曲、ピアノ演奏と福音トークを織り交ぜての約一時間、美しいバリトンの歌声を満喫しました。

記念行事終了後、私は個人訪問と資料館見学をして、夜は懇親のときを過ごし、翌四日午前八時三〇分に、教会の皆さんに見送られて、帰路につきました。

今回の訪問で感じたことの一つは、福仲さんから恵生教会の入所者信徒の平均年齢が、八八・四歳だと聞かされ、改めて療養所教会の現実を突きつけられたことです。その意味でこの記念行事の重さを感じます。そして、同教会八〇年の歩みは、療養所の壁を越えて、近隣教会との深い交わりを築き、社会に開かれた教会となってきたことを証言しているのです。

今一つ見えてきたことは、園の職員の働きです。礼拝や感謝会の会場の設営、入所者の介助など、裏方の仕事。その働きがあってこそ入所者の今回のような願いが実現したのです。たまにしか訪問しない私は、日常生活はもちろん特別な行事にも、陰で汗を流す職員の方々のご苦労を覚えて感謝したいのです。

最後に、三日の夕方、敬愛園の資料館の展示をゆっくりと閲覧しました。そこで私の目に入ったのは各園の自治会の機関誌と入所者の著書です。それらの中には、ハンセン病を背負い、偏見と差別にさらされ、強制隔離政策の故に、社会や故郷そして家族と引き裂かれ、園内で結婚をしても子どもを育てることを許されなかった絶望と悲しさの物語と共に、もう一つの物語が語られています。それは、文芸やアートの創作活動、そして宗教に触れて、解放されて生きぬいた物語です。この二つの物語は、宝石のように輝きを失うことなく埋もれているのです。私が、もう一五歳若く、身体が不自由でなければ、埋もれた宝石を探す旅に出たいという衝動に駆られていたことでしょう。

(91/2016年1・2月号)

残された重要な課題

今年(二〇一六)は、「らい予防法」廃止から二〇年、国賠訴訟の熊本判決から一五年の節目の年を迎えています。しかし、ハンセン病問題としては、いまだに残された重要な課題が提示されています。

二月には、元患者の家族が、ハンセン病の隔離政策をとった国の責任を問い、損害賠償や謝罪を求めての訴訟を熊本地裁に起こしました。三月末のニュースでは、五〇九人の第二次提訴があり、第一次の五九人を合わせて最終的には五六八人規模になる見通しとのこと。この国賠訴訟は、隔離政策で社会に差別や偏見が広がり、元患者の家族も離散や苦しい生活を強いられたことへの損害賠償と謝罪を国に求めています。

この提訴について、三月二〇日の朝日新聞は、原告団長の元大学教授、林力さん(91)の次のようなコメントを掲載しています。

「ハンセン病問題の中でも、特に患者家族については社会の関心が薄かった。五〇〇人もの家族が名乗りを上げることは、社会的にも政治的にも大きな力になる」とし、「これだけの怒りが結集したことを、国は正面から受け止めてもらいたい。」

さらに、四月二六日の毎日新聞は、ハンセン病隔離法廷について最高裁の謝罪を次のように報じています。

ハンセン病患者の裁判が裁判所外の隔離施設などに設置された「特別法廷」で開かれていた問題で、最高裁は25日、「差別的な取り扱いが強く疑われ、違法だった」とする調査報告書を公表し、「偏見、差別を助長し、人格と尊厳を傷つけたことを深く反省し、おわび申し上げる」と謝罪した。患者側が強く主張してきた憲法違反の指摘については、「法の下の平等に違反した疑いがある」と口頭で説明するにとどまった。

この「特別法廷」問題について、私が知ったのは一昨年のことです。いま思うと恥ずかしい限りです。

公式には、二〇〇五年に熊本地裁での国賠訴訟勝訴判決で国が謝罪した後にまとめられた「ハンセン病問題に関する検証会議」の最終報告書で問題提起がなされていたのです。国の隔離政策によって、ハンセン病患者が社会から受けてきた偏見と差別は取り返しのつかない苦しみです。中でも犯罪を疑われ起訴された患者が、事実上非公開の「特別法廷」で裁かれた事実は、あまり知られていなかったのです。

ここ二カ月ほどの間の報道に接して、私は、「らい予防法」廃止二〇年という節目のときだという意識はあったのですが、ハンセン病家族の国賠訴訟と特別法廷の違憲性の問題を、注視していなかったのです。

私が属している好善社でも、話題にしながらも議論はしなかったことを告白しなくてはなりません。

好善社は、この二〇年の間も、関東と関西で公開講演会を開催。講師として、入所者・退所者、療養所園長・国賠訴訟の弁護団弁護士の方々を招いて、啓発活動を重ねてきました。

そこでは、ハンセン病患者が受けた生々しい堕胎・断種など強制隔離による人権侵害の事実、家族が受けた偏見差別の証言を聞いてきました。さらに、国賠訴訟裁判の過程で、殺人罪に問われた元患者が無実を訴えながら死刑になった「菊池事件」のことも徳田靖之弁護士から学びました。

私たち好善社は、入所者の傍らに身を置き、その思いに寄り添うことを基本として療養所や入所者と関わってきました。しかしこのことは、療養所内だけに集中してきたということでもあります。私たちの意識の中では、あくまで療養所（実は強制隔離の場所）の存在を前提にして、入所者を「療養所の中の○○さん」として交流を続けていた訳です。自分たちと同じ社会で暮らす隣人としてとらえていなかったのではないかと、自らに問いかけています。

「らい予防法」廃止や国賠訴訟においても、入所者の間での意見の違いもあったことに配慮して、好善社としては明確な態度表明をしなかったと言えます。

このような反省を踏まえ、私自身は、好善社の歴史をふりかえり、人権問題の視点でのハンセン病問題との取り組みを検討しなければならないと考えています。

（93／2016年5・6月号）

生命の優劣・選別することはできない

今年（二〇一六）七月二八日深夜、相模原市にある知的障害者福祉施設「津久井やまゆり園」で、元職員による利用者殺傷事件が起こったことは、記憶に新しいことでしょう。一九人の死亡と重傷を含む負傷者は二六人と報道されています。

八月二三日の毎日新聞「ナビゲート」というコラムに、科学ライターの粥川準二さんが書いた、「容疑者と私たちは、さほど違わない」との一文を目にして、私の中に衝撃が走りました。骨子の部分を引用いたします。

容疑者が「障害者なんていなくなればいい」と供述したのを知って、彼の考え方と「優生思想」と呼ばれる考え方との距離が気になった。その後、多くの識者やネットユーザーらが彼の考え方を優生思想、そしてそれを実践した国家「ナチスドイツ」と結びつけて論じた。

そのことに異論はない。容疑者の考え方は優生思想そのもので、数十万人の障害者を殺したナチスドイツと変わらない。しかし、容疑者をナチスドイツに結びつけることで、彼を自分たちとはまったく違う異常者とみなすことは、端的に言って間違いである。
まず優生思想はナチスの専売特許ではない。障害者への強制不妊手術は、戦後の日本を含む民主主義国家で大規模に行われていた。

この指摘を受けて、ハンセン病療養所やハンセン病問題に関心を持つ者は、ピンと気づかれたのではないでしょうか。かつて、好善社の公開講演会で、星塚敬愛園の玉城しげさん、上野正子さんから、堕胎手術や断種手術の痛々しいご体験を聞いて、私の胸の中に深く焼き付いています。

優生思想は、戦前の歴史を繰《く》るまでもなく、戦後に私たちが「平和と人権の」憲法と重視する新憲法の下、一九四八年にかつての「国民優生法」を、ナチスの断種法をモデルに改訂して、新にハンセン病患者を優生手術の対象者に加えたのです。そして、一九五三年に新「らい予防法」となり、一九九六年の「らい予防法」廃止まで、法律上は継続されたのです。

「優生思想」は、生命の優劣・選別という価値観に基づいて組み立てられた「優生学」を巧みに用いて、展開されたとされています。しかし、科学的研究でも生命の優劣・選別をすることができないのは明白です。

そこで、この「優生思想」は、過去からの病者、障害者などを忌み嫌い、差別・偏見を心の奥底に持っている人間の弱さに巧みに仕掛け、社会、つまり私たちに罪悪感を持たせることなく、受容していく空気を作り上げたのです。

明治期の日本が近代国家に邁進しているときは、「祖国浄化」で隔離政策を、第一次世界大戦のときは、「富国強兵」で障害者や病者など戦争に役立たない者は、排除・隔離してきたのです。ハンセン病の歴史では、遺伝病ではなく、感染症とされていたにもかかわらず、今度は恐ろしい伝染病と印象づけ、「無らい県運動」を全国展開し、隣人や学校の教員も密告者となり、ハンセン病患者を療養所に送り込んだのです。そして、残された家族にも差別を行ったのです。

七月の障害者福祉施設での殺傷事件の犯人が、「障害者なんていなくなればいい」と言って犯行に及んだことは、現在の社会の空気、それをどこかで是認している私（たち）に、厳しい問いを投げかけているのではないでしょうか。

世界に目を向けると、アメリカ大統領候補、フィリピン大統領などの弱者を排除する発言、ヨーロッパの国々では、難民や違う国にルーツを持つ二世・三世までも排除する公約を掲げる政党が台頭しています。それらの発言や政策を熱狂的に支持しているのは、経済社会から取り残された貧困層の若者だというのです。

こんな状況の中で、療養所で暮らす入所者の皆さんを見守る医師、介護・看護のスタッフ、療養所の裏方の職員、そして、長年、入所者とお付き合いを許されている外部の私たちは、自分の中にある弱さと向き合い、「生の尊厳」を見据え、そこからぶれないようにと祈ります。

（95／2016年9・10月号）

ある看護師の介護に感動

今回は直近の私の入院体験で、ある男性看護師さんから学んだ「看護の基本」についてお伝えしたいと思います。

今年八月二五日から九月二一日までの約一カ月の入院経験です。近くの病院の泌尿器科で、前立腺肥大と膀胱腫瘍を発見、その除去手術を受けました。膀胱の腫瘍除去は簡単に終了して、一週間で退院。五日後の深夜、出血、排尿困難になり、救急車で緊急外来に入院し。早朝に緊急手術。昏睡状態で意識が戻ったのは翌日の午後三時頃で、ＩＣＵのベッドでした。次の日の夕方頃に呼吸器の管が外れ、翌日に一般病棟に移動。それから回復のための看護が始まりました。この後半の一般病棟での私の体験です。

私は要介護四の障害者で、身体介護、生活介護、体位変換、車いすへの移乗などのサポートを必要とします。初めの頃に来る若い看護師さんは、私の不自由度は口頭で共有されているのでしょう。しかし、交代勤務のため来る看護師さんの様子は、どのように介助をしたらよいのかと戸惑いの表情です。後半の術後のダメージは大きくて、ベッドでの生活が四日続きました。この間に、障害を持ち自分で何も出来ない患者の看護は、人手の少ない中、難しいのだろうと思いつつ、イラッとした感情が私の中に湧き起こっていました。

そんなとき思い浮かべたのは、光明園の入所者が、療養所では治療の出来ない病気を発症し、岡山の総合病院に治療入院した場合です。ひょっとすると後遺症を持った不自由な入所者には、園からも看護師か看護助手の方がつきそわれるでしょう。しかし、二四時間の付き添いは難しく、病院のスタッフに任せなければならないのです。そんなとき、園での一人ひとりの状況や背景が共有されている医師・看護師・看護助手の手厚いサポートとはほど遠い介護・看護に注文を付けたい。けれども、看護師さんに嫌われてはよくないと思って言葉を飲み込んでおられるのではないかと、勝手に私の体験に引き寄せて思い巡らせていたのです。

私がベッドから動けないで、看護師に不満を抱いていたときに、三〇歳後半の男性看護師が来室。即座に、私にまなざしを向け、「今、必要なことはないですか。この時間の担当は私です」。その後、便意を感じたので、ナースコールをすると彼が来室。持参の電動車いすでトイレに行きたいことを伝えると、ベッドサイドに車いすを配置し、両膝裏に手を回し、私の上半身を支えてベッドに座らせて、私の脇に首を入れて私の上半身をしっかりと引き付けて、まず、車いすの前に立たせてから静かに座らせてくれたのです。このやり方は、自宅での介護ヘルパーと同じでした。トイレでも彼が一人で便器に移乗してくれるのですが、他の看護師さんにパジャマとおむつを下げてもらったのです。排便に時間が必要そうだと判断した彼は、「五分後に帰ってきます」と言ってその場を離れたのです。五分後に私の様子をうかがい、さらに五分後に帰ってきて排便の始末と洗浄。助けを呼んで、車いすへの移乗は彼が行い、私を立たせている間に、助手がおむつとパジャマを整えて完了。病室に帰り、ベッドに移乗して、しばらくの間を置いて「不都合ありませんか」「ついでにしておくことはないですか」と言葉をかけて退室したのです。

彼のまなざしと言葉かけ、そして、去る時の間の取り方に感動を覚えました。「君のキャリアは?」と問いかけると、「介護施設でヘルパーをしていましたが、給料が上がらないので、看護学校で学び直したのです」。彼が身に付けていたのは、まさに「介護」のまなざしと応答、そして介護のスキルだったのです。

看護は「目で観て手で護る」と読めます。現在の看護は高度な医療技術に追随して高度化し、いわゆる「介護」の要素を切り離し、一段低い技術として、位置づけたのではないでしょうか。この分離が私のイライラの元凶だと、彼の振る舞いから学んだのです。

療養所には、入所者の過去の「人生被害」の過酷さと隔離生活での生き方と、最近の後遺症や病気の併発の、すべてを見守るスタッフのまなざしがあります。そして、声かけがあり、手厚い「介護」の対応とその上に必要な「看護」が、入所者一人ひとりに丁寧に届けられることを、私は心から願っています。

(96/2017年1・2月号)

好善社創立一四〇周年、今できること

好善社は今年の一一月一九日に創立一四〇周年を迎えます。その歴史を私なりにふりかえ

ってみました。

明治初期、教育宣教師ヤングマン女史の英語塾（東京・築地居留地）で学んだ一〇名の女子学生たちによるボランティア活動として発足しました。学習機会に恵まれない子どもたちに、読み書きそろばんと手芸を教え、一人の恵まれない女児の養育をすることから、好善社の群れは活動をはじめたのです。

次に、一二三年前、ハンセン病を病む一人の女性と出会いました。彼女が安心して治療と療養ができるようにと、私立ハンセン病病院「慰癈園」を東京の目黒に設立。一九四二（昭一七）年まで約半世紀間、経営をしました。戦後は、療養所への救援物資配給、教会堂の建設、長島愛生園での入所者の牧師養成を目指した聖書学舎（キリスト教神学校）の経営、一九六三年には愛生園で「学生社会人キリスト者ワークキャンプ」を開催し、その後全国の療養所で開催しました。その数五八回になります。多くの若者にハンセン病理解の機会と活動の場を提供し、大きな影響を与えました。キャンパーの中から、牧師、医師、看護師、教師、ケースワーカーなどの仕事に進み、療養所の医師もいます。現社員の大半は元キャンパーですし、賛助会員や協力者に元キャンパーの名前があります。

一九八二年、タイ国のハンセン病医療に取り組む一人の女医との出会いから、同国への医療協力等を開始しています。そして、姉妹団体「チャンタミット社」設立を支援し、ハンセン病コロニーに看護師、介護・栄養士を派遣してきました。現在の看護師・阿部春代理事は、すでに二七年目となり、タイ国「チャンタミット社」の支援とコロニーの高齢者への支援活動に奔走しています。このチャンタミット社も今年で創立三〇周年を迎えるのです。

タイ国での試みは、戦後の好善社活動をリニューアルした「ワークキャンプ」の可能性を探るために、一九九二年、チャンタミット社・好善社両社員による第一回ワークキャンプを開催し、以後四回を数えました。この経験を手がかりに、日・タイの青少年の交流とハンセン病理解を深めることをねらいとした「第一回日・タイ青少年ワークキャンプ」を二〇〇五年にタイ国で開催、以後二〇一六まで一二回となっています。このキャンプで育ってきた若者たちが「宮古南静園スタディーツアー」に代表される国内療養所訪問をはじめているのです。

長々と好善社の歴史をふりかえったのは、好善社の事業や活動が、その時々の偶発的な出会いを自分事として受け止め、何かしないではおれないと感じ取り、動き出す人々の群れであったということです。

好善社の歴史の中には、強力なリーダーは存在しません。創設者であるヤングマン女史も、初期から戦後に事業を引き継ぐ任に当たった藤原鉤次郎元理事長も、そしてその長男であった藤原偉作元理事長も、聖書に聴き、祈り、そして、その時々に与えられた仲間に対して、一人ひとりがその賜物を活かせるようにとこころを砕いて仕えるリーダーの姿を随所にうかがわせています。必要としている人に、人と資金を集め、仕組みにして提供していくのが、好善社のかかわり方であり、在り方なのだと、私は確信します。

近年、国内療養所の高齢化は加速度的に進んでいます。好善社が大切にしている教会訪問や個人訪問が難しくなってきました。これまで教会代表にしていた連絡を園か自治会に直接お願いしなければならなくなってきました。そして、訪問しても病気での入室、認知症気味のため、こちらの名前を思い出してもらえない、耳が遠くなり会話も成り立たないなどという現実に出会います。それでも、訪問し、お互いに顔を合わせ、「こんにちは」「お元気ですか、私はね」と声を交わすことこそが、極めて大切なことだと考えています。たとえ、会話が困難であるとしても、しばらくの間でもその人の傍におらせていただいて、その人が背負ってこられた「かけがえのない人生」の一端に触れさせていただければと願っているのです。

このような現実を前に、私は「ああ、私は光明園をここ数年訪問していないなぁ」。四月中に行くぞ」と、心に決め、具体的な計画に取りかかりました。

（98／2017年3・4月号）

入所者の「今」と向き合って

四月五日に、私の邑久光明園訪問が数年ぶりに実現することができました。

今回の目的は、好善社の広報誌『ある群像』一一一号のインタビュー取材と毎年好善社が主催する「ハンセン病を正しく理解する講演会」の講師交渉、そして家族教会の祈祷会出席と個人訪問をすることでした。

当日朝、九時にアシスタントの運転する車で尼崎の自宅を出発、中国・山陽道を経由して、午前一一時に邑久光明園に到着。福祉課の坂手悦子さん（元キャンパー）に挨拶をして、第二面宿（面会人宿泊所）に案内してもらいました。

まもなく、今回のインタビューをお願いしていた花村慶子さんが面宿の食堂に来られたので、お願いの趣旨を伝えて、すぐに約三〇分のインタビューを行いました。

現在、家族教会は花村さんの長老（役員）としての働きや週報発行などの奉仕なくしては、立ちゆかない状況なのがよく伝わってきました。しかしご本人は、十分にできていないことをしきりに気にしておれました。しかし、一方で「私はいい加減に生きているからね」との言葉がしばしば出てきました。そんな気持ちでのかかわりが、持続した働きになっているのだと思いました。

このインタビューの中で、もう一つ印象に残ったことは、ここ数年、介護・看護の職員の入所者への態度がすごく柔らかくなり、同じ目線で世話をしてもらえるようになったと言っておられたことです。

かねてから、私は入所者の皆さんがどのような介護・看護を受けておられるのだろうかと気になっていました。それは私も両四肢の障害をもって生活をしている身として、どのような介護・看護をしてもらえるかは、他人事ではないのです。

花村さんの話を聞いて、介護・看護職員の皆さんの働きに感謝し、少し安心をしたのです。同時に、この変化はどこから来ているのだろうかという関心が私の中に起こっていました。

その後、前日から光明園に訪問に来ていた好善社社員の乗圭子さん、藤田裕香子さんと昼食をすませて、午後一時からの教会の祈祷会に出席しました。

祈祷会は、花村さんの司会ではじめられ、奨励は岡山教会の大塚忍牧師。聖書のマタイによる福音書一六章一三～二八節の言葉に基づいて「自分の十字架を背負って」というお話でした。

　祈祷会終了後、家族教会の長老会の開催予定でしたが、私たち訪問者のためにお茶の会を先にしてくださり、三〇分あまり懐かしい方々と話をするひとときとなりました。

　私は、その間に、面会を約束していた青木美憲園長が教会に来られたので、関西講演会の講師の受諾をしていただき、その打ち合わせを行いました。

　その日は、別件の予定が入っていたのですが、好善社の講演会を優先されたようです。私は青木園長とは初対面でしたが、穏やかなお人柄であることが第一印象でした。花村さんの話の中で感じた、介護・看護の職員の入所者への態度が変化したことの疑問が、園長の人柄や姿勢と関係しているのではと思いました。

　お茶の会の後、私たちは退出。私は資料館を見学し、その場所で旧知の元自治会長の望月拓郎さんと懇談をしました。帰りの時間もあるので、短くしようと思っていたのですが、五六年前の関西学院大学のワークキャンプでの出会い以来の長いお付き合いで、様々な思い出話などをしていると、あっという間に一時間半が過ぎていました。その後、お世話になった福祉課の坂手さんにお礼を伝えて、園を後にしました。

今回は、金地慶四郎さんや山岡憲一さん、入室しておられる教会員の方々を個人訪問することができなかったのは心残りです。

午後五時に帰路につき、帰宅したのは午後七時三〇分でした。往復約五時間の車での移動は、私には疲れが次の日にもちこされるようです。しかし、やはり訪問することが大切だということにつきます。二カ月に一回、「楓」誌に文章を書かせていただいていますが、訪問して、家族教会の礼拝や祈祷会で祈りを共にすること、顔を合わせて話し、お互いの日常を分かちあうことが、癒しと励ましになることを改めて気づかされました。

療養所は五〇年前とすっかりと様代わりをしています。教会やお寺などの建物はほぼそのままのようですが，古い木造の住宅はすでに建て替えられて、新しい建物になっています。かつてワークキャンプで、砂利を海岸からトラックで運んで作った木造の宿舎の道は舗装されて、その痕跡を残していません。

かつては、歩いていた人のあった光明園の大通りの桜並木は、まだ五分咲き。枝には桜祭りの準備なのか、ぼんぼりが飾られていました。しかし、人影はなく、療養所には静寂の空気が漂っていました。

今回の訪問は、高齢となってはおられますが、ハンセン病の偏見・差別を背負い、社会から隔絶された人生を歩み、その中で人生の希望を見出された方々の「今」の在り方を直視する機会となりました。

旧知の方々を訪ね、その方の息づかいを感じ取ることが、高齢となった私の人生の「今」を直視するお手本であると思いました。そのためにも、これからも遠さを乗り越えて、療養所を訪問することが大切だと思った今回の訪問でした。

（99／2017年3・4月号）

織りなす綾・いのちのつながり

私が二〇歳の夏に出会った「長島」「邑久光明園」と「その島に生きた人々」との交流は、細く長く続き、五六年の歳月を数えることとなった。

今回は、私自身の歩みをコマ送りのようにふりかえりたいので、文体を「である」調とした。

■はじめての療養所のたたずまい

私が関西学院大学のワークキャンプで、療養所に着き、本館会議室で聞いた言葉は今も私の耳の奥に残っている。「ハンセン病は感染力の極めて弱い感染症である。今ではプロミンで完治する病気である。怖い病気ではない」と。

しかし、本館には消毒液の匂いが漂い、看護師は白い制服に帽子・マスク・手袋・長靴というでたちで歩いている。私たちに用意された宿舎で、引率の光明園家族教会播磨醇牧師は「ここは職員居住区で、明日に行く患者地帯とははっきりと区別されているので、心配しないように」と。

次の日、私たちは本館の職員用風呂場の脱衣場に案内された。入所者居住地域でのワークのために、作業着に着替えるようにと指示された。

私たちが耳にした言葉と、目にし、感じた療養所のたたずまいから、「ハンセン病は怖くない」というのは本当なのかという一抹の不安や心配が胸の中に湧き起こってくるのを禁じえなかった。

■不安・恐れを和らげた汗ともてなし

私たちのワークは、園のトラックで海岸の砂利を運び、入所者の宿舎周りの道に砂利を播くことであった。木造の宿舎周りの道は、雨の日には土がぬかるんでいることが見て取れた。一緒にワークをするのは、この一年前に岩山をつるはしとスコップで教会堂の敷地を切り開いた経験を持つ教会の壮年男性、自治会役員や園内作業で土木の担当している男性入所者であった。

いずれも作業のベテランばかり。彼らの手際の良さや道具の使い方、身のこなしに圧倒されていた。私たちは、若さと力が取り柄とばかりにかけ声だけは勇ましく、あたかも自分たちの胸の中にあるモヤモヤを吹き飛ばすかのようにスコップで砂利を播いていた。休憩時間、木陰には冷たい水とおやつ、そして冷えた西瓜が用意されていた。ワークで流した汗と木陰での入所者のもてなしによって、私たちの緊張が緩んでくるのを感じ取っていた。

■突きつけられた問い、そして美醜の壁

ワークの終わった後、播磨牧師は、私たちを病室に臥す老いた女性入所者のベッドサイドに案内した。彼女には了解を取ってのことだと思うが、長年の療養生活で、彼女の顔面には酷い後遺症が出ていた。私たちは驚きと戸惑いを隠せないで、一瞬のたじろぎに襲われた。私たちがこの女性の姿に接して抱いた感覚や感情、これが人間の奥深いところにあり、知的理解だけでは乗り越えられないままハンセン病への嫌悪感や恐れを増幅し、古い時代から社会の中で培われてきた偏見・差別の根源なのではなかろうか。

「この嫌悪感や恐れの壁を越えて、対等の人間としての関係を築けるのか」という問いを私に突きつけたのが、この病室での出会いであった。

■「信仰によって救われた」との証言

炎天下でのワークで汗を流し、入所者と共に声を掛け合いながら過ごすときの流れの中で、私の心の中に膨らんでいた不安や恐れが少しずつ去っていくのを感じていた。

夜は家族教会に出向き、祈りと証言を聞くプログラムであった。教会員の数人から、自分の身に降りかかったハンセン病という重荷に耐えきれず、絶望と孤立、果ては自死さえ決意したと。しかし、教会の交わりに招かれ、キリストが自分たちの罪のために十字架にかかって死に、復活して天に昇り、私たちに「神様を信じて生きよ！」と言っておられる。そのキリストがハンセン病になった自分を救い、今も自分の傍にいてくださるのだ。

このような力強い証言に接し、私は彼らの信仰に感動を覚えると同時に自分の信仰の薄っぺらさに気づき、身が震えるのを感じていた。

■私の背中に向けられた冷たい視線

元気よくワークをしている時、私の背中に宿舎のガラス戸の奥から注がれる視線、それも冷たくて鋭く突き刺さってくる視線を感じた。三回目のキャンプで親しくなったSさんが、あの視線の意味を語ってくれた。今まで訪問者は、憐憫の情、哀れみの目線で、涙を流して帰って行く。今回の若者たちは何をしに来たのか、本気で自分たちに近づこうとしているのか、そう簡単には騙されないぞという気持ちで、遠目で見守っていたのだと。

このキャンプの別れのときに、彼から『涙に騙されても汗に欺かれた験しはない』と書かれた色紙が贈られた。この言葉は、その後の「ハンセン病」とのつながりにおいて、対等で、誠実なあり方をしているか否かを問いかける指標となっている。

■その後の私、仕事・新しい学びとの出会い

三回目の夏が終わった頃、ハンセン病療養所教会の支援をしている社団法人好善社の藤原偉作理事長が、私の前に現れた。この出会いが今に続く私と好善社との長い付き合いのはじまりであった。

大学卒業後、私は関西学院の職員として就職。翌一九六四年、好善社での最初の活動が星塚敬愛園でのワークキャンプのリーダーであった。

同年、学院の宣教師の薦めで、「教会生活指導者研修会」という九泊一〇日の研修会に参加した。この研修は、戦後のアメリカで人種差別をなくす教育を探索する実験的なプログラ

ム。この実験での重要な発見が、非構成の小グループを用いた学習方法であった。後に、ラボラトリー・トレーニング（人間関係訓練）と総称され、近年のワークショップやアクティブラーニングの源流である。

その目指すところは、一人ひとりの尊厳が大切にされ、多様な価値を持つ人々が信頼関係を築き、社会の課題解決の道を探るという民主主義の学びを推進することであった。この画期的な学習法をアメリカ聖公会の教育局がとりいれ、教会の指導者の民主化を促進し、教会が社会の変革を促進する力になってほしいと願っていた。この研修との出会いがその後の私の太い縦糸となった。

■進行性筋萎縮症の発症

就職数年後に私は結婚し、長女を授かった。時折りしも一九六八年～七〇年の大学紛争の最中。大学の硬直化した管理体制に対して、全国の大学で学生の抗議行動が激化していた。そんな一九六九年秋、私は進行性筋萎縮症の宣告を受けた。治療法はなく着実に進行する病気に、私は絶望と諦めでしか対応できなかった。当時取り組んでいたすべての活動を止めて、断食療法、野口整体、指圧、ヨガなどなんとか進行を抑制し治る術はないかとの模索を続けた。

■「あなたのことを覚えて祈っています」

三年間ほど、治らない病気に打ちひしがれていた私に、光明園家族教会から、「あなたのことを覚えて祈っています」という便りが届いた。

私はこの祈りによって、病気を背負っているが、家族に囲まれ、職場に通い、学生たちとの活動もし、普通に社会生活を営んでいることに気づいた。強制隔離の島で、不自由さを抱えて生き、祈っている方々の顔を思い浮かべ、感謝をもって私は私自身の日常生活へと回帰したのである。

■YMCAや関西いのちの電話の活動

進行性の病気が気になるが、今、自分にできることを求めて、ラボラトリー・トレーニングの学びを重ね、この研修のスタッフ、関学での学生支援、短大の非常勤講師、青少年育成団体の指導者研修などにも手を広げていった。

一九七一年東京で、「いのちの電話」の運動が開局した。電話を使って「孤独の中にある人、自殺に駆られている人が、いつでどこからでも匿名で、話を聞いてもらい、自らがもう一度、生きる道を見出す支えをする」。その電話相談員はボランティアで、聴き手として「良い隣人」となる訓練を受ける。この活動が関西で開局した五年後に、私は研修養成のスタッフとして参与し、今の私を支える太い縦糸となっている。

■「人間関係研修会」「職員研修」など

好善社の活動では、棟居洋社員と共に執筆を担当し、一九七七年に『好善社一〇〇年の歩み』を編纂出版したことは、忘れることができない。その後、私の上下肢の不自由度が増し、好善社での活動にも制約が出てきた。そんな時、私にできる新しいプログラムの提案が藤原理事長からあった。私の専門とする「人間関係訓練」を用いた研修である。「教会生活研修会」の名称で、療養所教会の信徒と同数の外部参加者で、「傾聴」「共感」「信頼を築く」などの演習を重ね、自分や他者への気づき、障害の壁を超えて、尊厳ある人間関係の回復の手がかりを体験した。多磨全生園、星塚敬愛園で数回の開催であった。また、宮古南静園、邑久光明園から看護・介護職員研修の依頼を受け、対人援助の研修に協力した。療養所では高齢化の兆しが現れ始め、現場では援助の質の向上が必須とされる時期であった。

■「らい予防法」廃止と国賠訴訟

一九九六年の「らい予防法」廃止と熊本地裁で提訴された国賠訴訟の過程で語られた全療協や原告団の赤裸々な証言の数々に接し、「人生被害」の惨状を教えられた。ハンセン病を患い、家族から地域社会から捨てられ・捨て、隔離の中で絶望・孤立・断種・堕胎・園内作業などの荷を背負いながら生きた「いのち」の重さを、自分のこころの中にしっかりと収めることとなった。私の今までの「ハンセン病」への姿勢の転換点となった。

■人は人とのつながりに生かされる

私は近年、機会あるごとに「人生被害」の証言を聞き、書かれた手記を読み、様々なドキュメント、研究者の論文などに接するようにしている。そして、私の関心は「療養所で暮らす一人ひとりは、自分の生きがいや人生の意味をどこに見出しておられるのだろうか」という問いである。

今の私には、その答えはないが、ハンセン病による人生被害を負いながら、傷つき孤立し、絶望の淵で生きる光を見つけられたのは、様々な表現活動ではなかったかと考えている。文芸、音楽、創作活動そして宗教によって、人とつながり、気持ちをわかちあい、お互いのいのちが響きあう（響存）関係が実感されるところ、つまり「いのちのつながり」に迎え入れられることで、互いの苦しみ（受難）を意味あることとして受容する。それが真の癒やしや救いではないだろうか。

■療養所の今の姿は私たち社会の縮図

私はかねてから療養所という社会は、これから到来する社会の縮図と見ている。高齢化・少子化、ケアの質と量を必要とする社会は目の前にきている。全国の療養所施設が世界遺産登録されることを願っているが、忘れてはならないのは、そこに生きた「名前」ある一人ひとりの「人生」である。納骨堂に眠る骨壺にやどり、私たちに語りかけている「いのち」、私たちを見守っている「たましい」の存在である。

今、ここに、紡ぎ出されてきた織りなす綾（織物）を広げてみると、その時々には、思いつきのように即応していた横糸が、太い数本の縦糸に織り込まれて美しい綾錦《あやにしき》となっていたのである。

■すべてのわざには時がある
天《あめ》が下のすべての事には季節があり、
すべてのわざには時がある。

生《うま》るるに時があり、死ぬるに時があり、

（中略）

愛するに時があり、憎むに時があり、
戦うに時があり、和《やわ》らぐに時がある。

（中略）

神のなされることは皆その時にかなって美しい。神はまた人の心に永遠を思う思いを授けられた。それでもなお、人は神のなされるわざを初めから終りまで見きわめることはできない。

（口語訳・旧約聖書「伝道の書」三章一～一一節より）

（100／2017年7・8月号）

*

あとがき

二〇歳の時に、ハンセン病を病んだ人々と出会い、それ以降の私の人生にどのような影響を与えたのかという「私自身の語り」を読んでいただいた読者の皆様に感謝いたします。

そして、一〇〇回の全編を読んで、「楓」誌（二〇一七年、通巻五七六号）に感想を寄稿してくださった川﨑正明さん（好善社理事）、松宮満さん（社会福祉法人神戸育成会理事）、山口桂子さん（関西学院大学宗教総部後輩）の三人の方々に、この紙面を借りてお礼を申しあげます。

私は、学生時代からＳＣＡの新聞、社会人になってからも、月刊誌『こどもの季節』、好善社の広報誌『ある群像』の編集、『ある群像―好善社一〇〇年の歩み』の執筆などを手がけてきました。また、関西学院の職員時代には、『関西学院一〇〇年の歩み』の編集に携わりました。ところが自分の著書を編集するとなると、たちまち不自由になり、なかなか編集作業が進まなかったのです。

こんな私の背中を押し、励ましてくださったのが、川﨑正明さんです。そして、編集と本の形にしていただいたのは、編集工房ノアの涸沢純平さんです。お二人の数年にわたる根気強い支援がなければ、この本の発刊はいつになったかわかりません。心からのお礼を申しあげます。

そして、最終校正の段階では、誤字脱字、私の表現の行き届かないところの指摘などをしてくださった棟居勇さん（好善社理事）にもお礼を申しあげます。

長尾文雄

二〇一九年六月

長尾文雄（ながお・ふみお）

1940年　兵庫県に生まれる。

1963年　関西学院大学文学部（西洋史専攻）卒業。

1963年～1994年　学校法人関西学院職員。

1964年～現在　公益社団法人好善社社員（1969年～2010年理事）。

1969年11月～　進行性筋萎縮症（遠位型ミオパチー）発症。

1994年～1995年　社会福祉法人関西いのちの電話事務局長（非常勤）。

1999年～2016年　特定非営利活動法人ブレーンヒューマニティ理事。

2008年～現在　合同会社　チーム経営パートナー。

＜教育・研究・研修＞

1964年から立教大学キリスト教教育研究所（JICE）でラボラトリー・トレーニン（Tグループ）を学び、同研究所トレーニングスタッフ。

1982年～2010年　聖マーガレット生涯教育研究所（SMILE）主任研究員。南山短期大学人間関係科、大阪女学院短期大学などの非常勤講師を兼務。また、ラボラトリー方式の体験学習を基本に、ファシリテーター養成、青少年指導者養成、電話相談員養成研修、対人援助職養成などの教育実践活動をおこなう。

1999年～2016年　特定非営利活動法人ブレーンヒューマニティ理事。2017年～　同顧問。

＜執筆・編集＞

共著　『ある群像－好善社100年の歩み』（日本基督教団出版局、1978）

編集　志樹逸馬著『島の四季　志樹逸馬詩集』（編集工房ノア、1984）

著書　『傾聴と共感～いのちの電話に学ぶ～』（社会福祉法人関西いのちの電話、2016）

覚《おぼ》えて祈《いの》る
―長島と私の六〇年
二〇一九年九月一五日発行

著　者　長尾文雄
発行者　涸沢純平
発行所　株式会社編集工房ノア
〒五三一―〇〇七一
大阪市北区中津三―一七―五
電話〇六（六三七三）三六四一
FAX〇六（六三七三）三六四二
振替〇〇九四〇―七―三〇六四五七
組版　株式会社四国写研
印刷製本　亜細亜印刷株式会社

ISBN978-4-89271-305-7

表示は本体価格

記憶の川で
塔　和子詩集

第29回高見順賞　半世紀を超える私の療養所暮らしの中で、たった一つの喜びは、詩をつくることでした。私だけの記憶。本質から湧く言葉。一七〇〇円

希望よあなたに
塔　和子詩選集

ハンセン病という過酷な人生の中から生まれた詩は、人間の本質を深く見つめ、表現されたものばかりで、心が震えました(吉永小百合氏評)。文庫判　九〇〇円

私の明日が
塔　和子詩集

第16詩集　多くを背負わなかったら私はなかった。背負ったものの重たさがいまを息づく私のいのち。最も深い思いをひめて、蕾はふくらむ。一七〇〇円

希望の火を
塔　和子詩集

第17詩集　ながくつらい夜にいたから、苦悩のくさりにつながれていたから、とき放たれたこころの輝くような楽しさを知った。辛酸を超え。一七〇〇円

大地
塔　和子詩集

第18詩集　私の足跡は大地が受けとめてくれる。私の涙は風や陽がぬぐってくれる。私はどのように生きても、一条の光を見つめて止まない。一七〇〇円

塔和子全詩集　第一巻
八二七頁

収録詩集『はだか木』『分身』『エバの裔』『第一日の孤独』『聖なるものは木』『いちま人形』、別刷栞文・大岡信。A5判・上製函入。八〇〇〇円

塔和子全詩集 第二巻 六四一頁

収録詩集『いのちの宴』『愛の詩集』『未知なる知者よ』『不明の花』『時間の外から』『日常』『愛の詩』、栞・片岡文雄。 八〇〇〇円

塔和子全詩集 第三巻 一〇二〇頁

収録詩集『見えてくる』『記憶の川で』『私の明日が』『希望の火を』『今日という木を』、未刊詩一一六篇、随筆三十篇。栞・増田れい子。 八〇〇〇円

かかわらなければ路傍の人 川﨑 正明

塔和子の詩の世界 ハンセン病隔離の島で一生を終えた詩人の命の根源を求める詩の成りたちを、身近にかかわった著者が伝える人間讃歌。 二〇〇〇円

島の四季 志樹逸馬詩集

とぼしい時代の愛生園に生きた。…今日の日本の都会の対極にある。だが、私たちのいるところを照らす鏡となっている（鶴見俊輔氏）。 一二〇〇円

希望 杉山 平一

第30回現代詩人賞 もうおそい ということは人生にはないのだ 日常の中の、命の光、人と詩の「希望」の形見。九十七歳詩集の清新。 一八〇〇円

春よ めぐれ 安水 稔和

阪神・淡路大震災。よく記憶すること、繰り返し記憶すること。失われたいのちのために、私たちが生きるために、鎮魂と再生の詩集。文庫。 一五〇〇円

象の消えた動物園　鶴見　俊輔

私の目標は、平和をめざして、もうろくするということです。もっとひろく、しなやかに、多元に開く。2005〜2011最新時代批評集成。二五〇〇円

再読　鶴見　俊輔

〈ノア叢書13〉零歳から自分を悪人だと思っていたことが読書の原動力だった、という著者の読書による形成。『カラマーゾフの兄弟』他。一八二五円

家の中の広場　鶴見　俊輔

能力に違いのあるものが相手を助けようという気組みが生じる時、家らしい間柄が生じる。どう生きるか、どんな社会がいいかを問う。二〇〇〇円

かく逢った　永瀬　清子

詩人の目と感性に裏打ちされた人物論。宮沢賢治、高村光太郎、萩原朔太郎、草野心平、井伏鱒二、三好達治、深尾須磨子、小熊秀雄他。二〇〇〇円

消えゆく幻燈　竹中　郁

〈ノア叢書6〉堀辰雄、稲垣足穂、三好達治、丸山薫、井上靖などの詩人、小磯良平、鍋井克之、古家新、熊谷守一他の画家たちとの出会いを描く。二八〇〇円

始めから　そこにいる人々　小島　輝正

べ平連、平和運動の原点から、同人雑誌、アラゴン、サルトルまで、個の視点、無名性の誠心で貫かれた昏迷の時代への形見。未刊行エッセイ。一八〇〇円

山陰を旅する人たち　上村　武男

山陰ゆかりの作家・芸術家の故里をたどり、風土をさぐる評伝紀行。山川登美子、尾崎放哉、前田純孝、因幡源左、香月泰男、種田山頭火ほか。一八〇〇円

大正の小さな日記帳から　上村　秀男

〈ノアコレクション・4〉のびやかな少年の日々、微妙な成長変化が克明に鮮やかに浮かびあがる。大正の暮らしも伝える一小学生日記。二〇〇〇円

穣治君への手紙　高橋　夏男

くるま椅子の詩人の青春　独自の感性で詩の地平をひらき、三十一歳で逝ったいのちのかたち。母と子の至純な魂。支えた家族と仲間たち。二〇〇〇円

縁を育む　高月　波子　内田　郁子

養子縁組親子の道のり　縁あって里親、養子縁組の親子となる。歳月をのり超え、喜びを分かち合う絆。担当者の、10の実例、50年のレポート。一八〇〇円

食べること生きること　奥田　和子

世界の宗教が語る食のはなし　飽食の時代の食の混乱。食はこれでいいのか。食の原風景をたどり、食を問いなおす。七つの宗教から学ぶ。二〇〇〇円

汗そして夕焼け　津田　高行

関西学院中学部のキャンプ　教育キャンプで、生徒といかに感動を共有できるか。共に汗した教師としての三十八年間の記録。協力の精神。二〇〇〇円